Le troisième sexe

Les homosexuels de Berlin

Par:

Magnus Hirschfeld

(1868-1935)

Publication originale: 1908

Les homosexuels de Berlin

AVANT-PROPOS

Lorsque pour la collection de documents qu'il édite sur la capitale, M. Hans Oswald, m'invita à préparer un travail sur l'homosexualisme à Berlin, je ne crus pas devoir me soustraire à cette tâche.

Jusqu'ici, ce n'est que dans les organes spéciaux et tout particulièrement dans les Annales consacrées à l'étude des nuances si diverses de la sexualité que j'ai publié mes travaux.

Pourtant, je m'en rends parfaitement compte et je dois le déclarer ici, l'examen d'un sujet qui touche si directement aux intérêts vitaux de la famille, à tous les degrés de l'échelle sociale, ne peut pas, ne doit pas rester toujours limité au cercle restreint des spécialistes, mes confrères, et demeurer dans le domaine des discussions académiques.

Ceci admis, il est clair que l'exposition populaire, quoique scientifique, d'une question aussi délicate doit être réservée à ceux qui, de par les investigations et les expériences d'un caractère scientifique auxquelles, ils se sont livrés» et de par les observations directes qu'il leur a été donné de faire, ont acquis qualité et compétence pour avoir et exprimer une opinion.

Ce qu'on trouvera dans ces pages, c'est donc un reflet fidèle et aussi complet qu'il est possible, de ce qu'est, à Berlin, *le troisième sexe*. J'adopte cette dénomination usuelle, bien qu'il y ait des réserves à faire sur sa rigoureuse exactitude.

J'ai voulu m'en tenir à la représentation de la réalité nue, sans l'idéaliser, mais aussi sans l'avilir ; tout en évitant, comme superflue, la désignation trop précise des localités, je n'ai jamais négligé de m'appuyer sur des faits, les uns, pour la plupart, observés directement par moi, les autres dus à l'obligeance d'hommes digues de foi ; je remplis un devoir agréable eu les remerciant ici de la confiance qu'ils ont bien voulu m'accorder.

Bien des hommes vont voir s'ouvrir ici, derrière le monde qu'ils connaissent, les horizons d'un monde nouveau, monde dont l'étendue insoupçonnée et les usages spéciaux les rempliront d'étonnement

J'en viens à la crainte souvent exprimée, que des écrits populaires sur un pareil sujet ne contribuent qu'à propager les mœurs homosexuelles.

Ce danger n'existe pas : trop grands sont les avantages de l amour sexuel normal, — et, pour n'en citer qu'un seul, les joies de la vie de famille qui exercent sur tout cœur d'homme un attrait si puissant. Trop grandes aussi sont les misères qui résultent des tendances homosexuelles. — S'il est vraiment possible de modifier nos penchants, ce revirement se produirait plutôt au détriment de l'homosexualité que de la normo-sexualité.

Mais en fait, la spéculation scientifique confirmée par l'expérience intime de personnes d'une rare valeur, nous enseigne qu'un revirement de ce genre n'est pas possible, car rien ne s'adapta si adéquatement, si fortement, si nécessairement au caractère et à l'être même d'un homme, que la direction que prend, pour la plus complète expansion de ce que son individualité a de propre et d'original, son sentiment de l'amour et son instinct sexuel.

Les pratiques des homosexuels sont-elles justiciables des concepts de faute et de crime, et dans quelles limites? Leur répression, pénale est-elle opportune ou nécessaire, et dans quelles limites ? Enfin, et surtout dans quelles limites est-elle possible? Autant de questions qu'il appartiendra à chaque lecteur de résoudre pour son compte, lorsqu'il aura terminé la lecture de ce simple exposé des faits.

Charlottenbourg, 1er décembre 1904,

Dr. MAGNUS HIRSGHFELD.

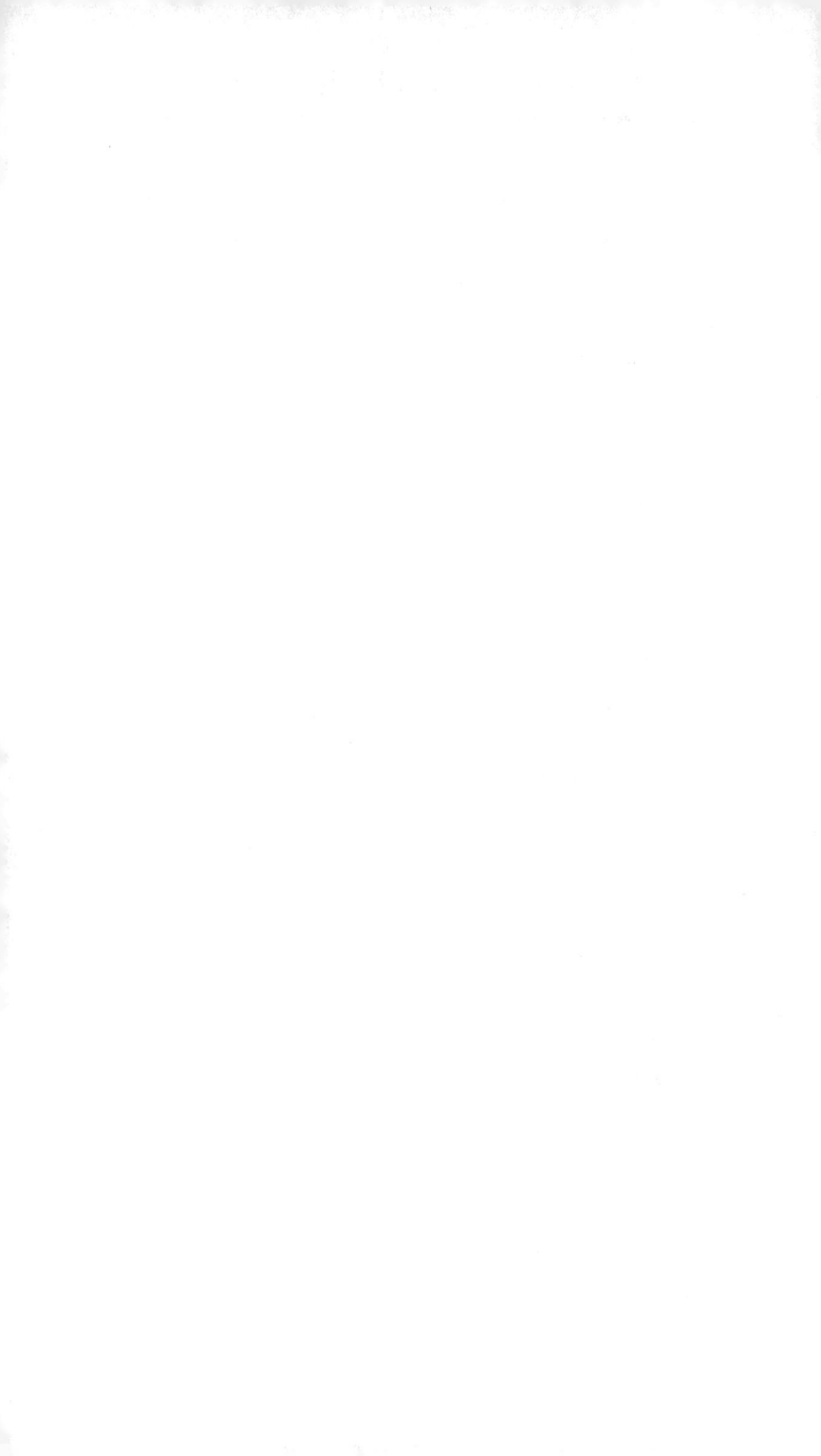

Les homosexuels de Berlin

Quiconque veut saisir le spectacle géant d'une capitale comme Berlin, quiconque, méprisant l'observation superficielle, veut aller au fond des choses, ne saurait négliger la trame discrète d'homosexualité qui altère par son action spécifique chacune des nuances du tableau et qui influe si essentiellement sur la physionomie même de l'ensemble.

Il est, nous l'avons vu, assez peu vraisemblable qu'il naisse à Berlin plus d'homosexuels que dans telle petite ville ou dans telle région rurale ; mais c'est une supposition fort défendable que ceux qui se trouvent différer de la majorité sous une forme si peu enviable, se portent, consciemment ou inconsciemment, en des lieux où, dans la foule ondoyante et diverse, il leur est possible de vivre plus obscurs et, par conséquent, plus tranquilles. Le côté original et singulièrement séducteur de ce *désert d'hommes* qu'est une grande ville, c'est précisément que l'individu y échappe au contrôle de l'entourage, mieux que dans quelque coin de province où tout, sens et esprit, se rétrécit, aux limites d'un étroit horizon... Là, on peut savoir, — et on sait consciencieusement — quand, où, avec qui le prochain a mangé ou bu, a été à la promenade ou au lit... tandis qu'ici, les gens qui habitent sur la rue ne savent pas même, bien souvent, qui loge sur la cour, et, à plus forte raison, ce que font les locataires ; il y a à Berlin des maisons qui hébergent des centaines de familles et des milliers d'individus.

Mais, ce qui, dans une capitale, échappe au profane, l'œil exercé du connaisseur le saisit d'autant plus aisément, qu'en l'absence de toute contrainte, chacun s'y étale, au naturel.

Et c'est ainsi que celui qui sait remarque bien vite dans les rues et les lieux publics de Berlin, outre les hommes et les femmes, au sens reçu du terme, des personnages parfois qui par leurs manières, souvent même par leur mise, se différencient au point, qu'entre le sexe masculin et le sexe féminin, il a fallu créer un vocable spécial pour le troisième sexe.

Cette expression, — déjà en usage dans l'antique Rome — ne me parait pas précisément heureuse, mais, en tout cas, meilleure que le terme, d'ores et déjà si employé d homosexuel (simili-sexuel), car ce dernier peut fortifier la conception fort répandue d'après laquelle, quand plusieurs homosexuels se trouvent réunis quelque part, des actes sexuels doivent se produire ou tout au moins être en projet, ce que les faits ne confirment en aucune manière.

Les homosexuels de Berlin

Ainsi, lorsqu'au cours de nos esquisses, il sera question d'homosexuels, il n'y aura pas lieu de supposer des pratiques sexuelles de quelque ordre que ce soit. Quand, même, il s'en produit, elles échappent à l'observation, non seulement à cause des pénalités qu'elles entraînent, mais, avant tout, par suite d'un sentiment de pudeur, de convenance, de moralité, tout aussi inné chez les homosexuels que chez les normo-sexuels : en aucun cas elles ne constituent l'essentiel ; bien plus, elles font souvent complètement défaut. L'essentiel, ce n'est pas tel acte, c'est la nature même de l'uranien — nous conservons ce nom, après Ulrichs, à ceux qui ont la manière homosexuelle d'éprouver des sentiments — ; l'essentiel est son attitude vis-à-vis du sexe masculin et du sexe féminin, ce sont les sympathies et antipathies qui découlent de sa constitution naturelle. Mais, pour celui-là même qui connaît de nombreuses particularités typiques spécifiquement propres aux uraniens, bien des cas restent impénétrables, soit que, ce qui n'est pas rare, les indices effectivement saisissables fassent défaut, soit parce que les homosexuels jouent, avec une rare adresse, leur comédie de la vie, qui le plus souvent pour eux n'est qu'une tragédie de la vie — en calquant toutes leurs habitudes sur celles des normaux et en apprenant l'art de dissimuler sagement leurs penchants.

Pour la plupart, ils attachent une extrême importance à « ne pas se faire remarquer ». J'en connais même à Berlin qui ne pratiquent nullement la continence, et qui des années et des années, voire même leur vie durant, ont su donner le change à leur entourage. Il n'est pas rare, en particulier, aux heures où l'on cause entre camarades d'amoureux exploits de les voir, à l'instar de maint traducteur des anciens, déguiser, en femme une personnalité masculine. .

Les conditions topographiques de Berlin ne sont point sans favoriser pareilles métamorphoses. Tel qui habite le quartier Est et y a ses relations d'affaires ou de famille, peut avoir rendez-vous des années dans le quartier Sud avec son ami sans qu'âme qui vive dans son voisinage puisse soupçonner quoi que ce soit. Il y a maint Berlinois de l'Ouest qui n'a jamais vu le *Wedding* et maint indigène de *Kreuzberg* qui n'a jamais poussé jusqu'à *Scheunenviertel*. J'ai été longtemps en rapport avec une vieille Berlinoise, veuve d'un musicien ; elle avait un fils unique qui ne voulait rien faire de bon, qui commença de bonne heure l'école buissonnière, qui s'absentait et vagabondait des jours entiers. Ses parents étaient toujours à sa recherche. Finalement, lorsqu'il eut vingt et un ans, ils perdirent patience et le laissèrent courir. Vingt-six ans durant, sa mère resta sans nouvelles ; elle avait plus de soixante-dix ans et son mari était mort depuis longtemps, lorsqu'elle vit arriver chez elle un homme d'une cinquantaine d'années, vieux avant l'âge, la barbe en broussaille ; — un vrai cheval de retour des tribunaux de basse police « pourri jusqu'aux moelles par l'alcool ». Il venait demander « si le père n'avait pas laissé par hasard, quelques vieilles frusques». La chose extraordinaire, c'est que, sans être jamais sortis de Berlin, ni l'un ni l'autre, la mère et le fils né s'étaient jamais rencontrés.

On aurait peine à croire, combien, dans la capitale de l'Empire, l'une, certes, des mieux organisées au point de vue de la surveillance policière, il y a des personnes qui vivent parfaitement ignorées de l'autorité compétente. C'est avec une véritable stupéfaction que j'ai constaté combien d'étrangers expulsés considèrent, avec raison, notre bonne ville comme le plus sûr et le plus discret des refuges, et, mieux encore, combien de personnes recherchées par la police, séjournent parmi nous des mois et des années sans être inquiétées ; — non seulement dans les quartiers excentriques, mais jusque dans le centre des affaires et des plaisirs où l'on a le moins l'idée de les rechercher.

Avez-vous jamais visité le bureau 361, à la Préfecture de police de l'Alexanderplatz. Dans cette ville si riche en spectacles impressifs c'est un des coins les plus curieux. Dominant les toits de la capitale, au bout d'une enfilade de chambres, se trouve un local dans lequel restent entassés dix millions de feuilles classées par ordre alphabétique. Chaque feuille> c'est une vie d'homme.

Ici, les vivants dorment dans les cartons bleus, les morts reposent dans les cartons blancs.

Un nom, un lieu et un jour de naissance... Quiconque depuis l'âge de grâce 1835 loua dans la ville un appartement ou une chambre a là sa place. Toutes les déclarations d'élection de domicile et de changement de domicile y restent consignées; telle feuille relate trente déménagements, telle autre aucun... Il y a là des gens dont la carrière commença au fond d'une cave du quartier Est et vint se terminer dans la gloire du Thiergarten; d'autres du bel appartement du premier sont remontés au quatrième, sur la cour. C'est à ce bureau qu'on renvoie tous ceux qui cherchent quelqu'un à Berlin.

De huit heures du matin à sept heures du soir des centaines et de3 centaines de personnes — par an des milliers, montent ce long escalier de fer. Chaque renseignement coûte 25 pfennigs. Il ne vient pas seulement des gens qui courent après leur argent» de ces êtres pour qui un homme ne prend quelque valeur qu'au prorata de ce qu'il leur doit, non, plus d'un grimpe là-haut qui, retour de l'étranger, cherche s'il a encore quelque parent, quelque camarade d'enfance... Les premières années on s'écrit, puis on laisse dormir la correspondance et maintenant voilà l'émigré, étranger dans sa propre patrie, à la recherche de son vieux chez lui.

Les homosexuels de Berlin

Le cœur gros il écrit le nom et le dernier domicile connu de sa mère sur l'imprimé : depuis longtemps elle est morte. Il demande ses frères, ses sœurs, ses amis : tous, tous disparus, et le malheureux, désormais, seul dans la vie, descend accablé l'étroit escalier.

Combien sont venus aux renseignements vainement ici, parents, cherchant leur fils perdu, sœurs demandant leur frère, filles à la poursuite du père de l'enfant dont l'avenir repose dans leur soin. « Pas inscrit. Parti sans laisser d'adresse. Parti pour l'étranger. — Décédé », prononce, impassible, l'employé quand, après une demi-heure, il revient, appelle ceux qui attendent qui silencieux, sérieux, anéantis, s'en vont bien rarement réconfortés pour plonger à nouveau dans cette mer de maisons, dans cette mer d'hommes qu'est le puissant Berlin.

La facilité qu'il y a à passer inaperçu dans une ville de deux millions et demi d'habitants, ne favorise pas peu ce dédoublement de la personnalité si fréquent en matière sexuelle. L'homme d'une profession et l'homme d'un sexe, l'homme de jour et l'homme de nuit sont souvent deux personnalités foncièrement différentes en un seul et même corps, l'une fière de son honorabilité, considérable et scrupuleuse, l'autre en tous points contraires. Cela n'est pas moins vrai des homosexuels que des normo-sexuels. J'ai connu un uranien avocat qui, le soir, en quittant son bureau ou une société de son monde dans le quartier de Postdam, allait rejoindre dans le sud de Frederichstadt un « caboulot » dans lequel, il passait la moitié des nuits à jouer, à boire et à faire tapage avec ChienFou et autres apaches berlinois. La brutale nature de ces criminels semblait exercer sur lui un attrait invincible. Un autre, un ancien officier, d'une des meilleures familles du' pays, allait encore plus loin. Deux ou trois fois par semaine, il échangeait le soir, le frac pour une vieille défroque, le tube pour une sale casquette, le haut faux-col pour un foulard aux teintes criardes et allait traîner des heures entières dans les distilleries du quartier des Granges, dont les habitués le tenaient pour un des leurs. A quatre heures du matin on le trouvait dans un cabaret de « sans travail » très achalandé tout près de la gare de Frederichstrasse, dont il était le client assidu. Il déjeunait pour 10 pfennig avec les plus misérables vagabonds, pour se réveiller, après quelques heures de sommeil dans la peau d'un irréprochable gentleman.

Il me souvient aussi d'une homosexuelle, qui, dans une double vie tout à fait analogue, visitait souvent, en cuisinière, les salles de danse fréquentées par les gens de maison, au milieu desquels elle se trouvait extraordinairement à son aise.

Ce partage, où, si l'on préfère, ce redoublement de la personnalité est particulièrement intéressant dans les cas où elle se complique d'une division du personnage en deux sexes.

Les homosexuels de Berlin

Je possède la photographie d'un homme en élégante toilette de dame qui, des années, joua son rôle parmi les femmes du demi-monde parisien, jusqu'à ce qu'un hasard mit en lumière qu'elle était en réalité un homme, et, chose plus singulière, pas du tout un homme homosexuel. A Berlin même, on cite plusieurs arrestations d'hommes qui se livraient à la prostitution féminine. Je connais plus d'une femme à Berlin qui, chez elle, vit complètement comme un homme. Une des premières que j'eus l'occasion de voir attira mon attention durant une fête à la Philharmonie par sa voix profonde et ses gestes masculins. Je fis sa connaissance, et sollicitai la permission de lui rendre visite. Lorsque, l'après-midi du dimanche suivant, au crépuscule, je sonnai è sa porte, un jeune homme vint m'ouvrir. Un chien sautait autour de lui ; une cigarette fumait entre ses doigts. A ma question : « Mme X... est-elle chez elle ? Voudriez- vous lui passer ma carte, je vous prie.» « Avancez un peu, répondit en riant le jeune homme, c'est moi-même. » Je pus constater que, dans son intérieur, cette jeune fille vivait absolument comme un homme. C'était une brave personne, qui» ayant pris la vie courageusement, déclina maint parti avantageux, parce que, disait-elle, elle s'en serait voulu d'induire un homme en erreur.

La division de la personnalité peut s'accentuer au point que *l'homme de jour* s'indigne sincèrement de la manière de vivre de *son alter ego* nocturne, et bonne contre lui. Ce n'est point toujours par pure hypocrisie que quelqu'un qui s'est exprimé sans ménagement sur l'homosexualité se trouve un beau jour avoir maille à partir avec le paragraphe 175 du Code criminel.

Si, du reste, même à Berlin, malgré la facilité et la sécurité relative des rapports sexuels, tant d'uraniens vivent dans la continence — comme c'est souvent le cas sans aucun doute — cela arrive moins par peur que par une disposition morale qui leur ordonne l'abstinence et la leur rend possible. Beaucoup de ces homosexuels vivent leurs années de Jeunesse dans le plus complet isolement : beaucoup, par un intense travail cérébral, réduisent au silence leur penchant sexuel; quelques-uns passent pour des originaux, des lunatiques, des..., d'autres déploient au grand jour la manie de collectionner, qu'il n'est pas rare de voir se porter sur des objets en rapport plus ou moins étroit avec leur penchant ; à ma connaissance un prince résidant à Berlin et uranien, rassemblait avec une vraie passion tout ce qui représente des soldats de tous les temps et de tous les pays. D'autres aussi cherchent et trouvent un dérivatif et un apaisement de leur penchant sexuel dans la fréquentation des endroits, bains, gymnases, locaux sportifs, où ils ont l'occasion de jouir de la vue des formes qui leur sont sympathiques ou bien encore ils pénètrent pour le même motif dans des « sociétés ». En particulier, dans les Unions de Berlin réservées à un seul sexe, comme les sociétés de gymnastique et les Unions chrétiennes, de jeunes gens, aussi bien que les clubs et unions de femmes. Depuis l'Union des domestiques jusqu'à l'Union pour le droit de suffrage — les membres uraniens ne sont pas rares — quand ce n'est pas l'élément uranien qui constitue la force, agissante de l'union... Souvent les intéressés, nullement ou obscurément conscients de leur nature d'uraniens, voient leur attention attirée sur ce point par un tiers qui plutôt pour plaisanter que sérieusement, fait des remarqués de ce genre : « Tu te conduis en frère bien affectueux. »

Depuis quelque temps déjà, un membre d'une union spirite cherchait à me voir, pour s'assurer s'il était homosexuel ; un camarade de son union lui avait dît à la suite d'une dispute : « Tais-toi, hermaphrodite ! » Ce jeune homme fortement féminin et visiblement hypernerveux me raconta que dans la vie ordinaire il n'éprouvait d'impulsions sexuelles ni vers .les femmes, ni vers les hommes ; c'était seulement quand il tombait en France, ce qui lui arrivait facilement qu'il s'identifiait à une Indienne et éprouvait comme tel un violent amour pour un de ses camarades d'Union.

Quoique les uraniens sachent en général fort bien se tenir dans leurs Unions, il éclate, çà et là des scandales, surtout quand, sous l'influence d'un léger excès alcoolique, se relâchent les freins qu'habituellement ils savent mettre à leur vraie nature.

J'en vais donner un exemple suggestif sous plus d'un rapport.

Il y a quelque dix ans, un missionnaire organisait, dans un but religieux?... de grandes réunions et des fêtes, qui jouissaient d'une vogue extraordinaire. « La nature séduisante, aimable de cet homme attirait comme un aimant. » C'était un personnage d'extérieur agréable, sérieux, fort bien doué, et excellent orateur. « Il n'avait qu'à demander, et les dons pleuvaient ; partout il avait l'influence ; partout on l'aimait et on l'adorait — surtout les femmes. On ne trouvait pas de paroles pour exprimer la bonté de son cœur ; lui-même racontait souvent dans les réunions comment il allait répandre souvent et avec zèle des consolations dans les prisons, comment les jeunes gens qu'il avait trouvé dans les établissements de charité ? . . . sans aucune ressource, il les ramenait chez lui pour les héberger.

Il avait, en outre, un caractère des plus enjoués. En le voyant dans les excursions estivales de l'Union organiser des jeux avec ses élèves, comme un enfant joyeux à l'excès, on se réjouissait, sans arrière-pensée, de la gaieté, de ce champion du Seigneur, — gaieté qui, au fond, n'était qu'une hypocrisie. Mais, un jour, un trouble profond, une véhémente indignation agitèrent la pieuse Union. M. W... s'était fait empoigner pour manœuvres immorales sur de jeunes hommes. Au cours du procès, douze jeunes gens avouèrent que W... s'était livré sur eux à des attouchements déshonnêtes, qu'il s'était livré à ces pratiques jusque derrière la chaire, à l'orgue et dans la sacristie et chaque fois avait prié ensuite avec eux. Il fut condamné à une peine d'emprisonnement sévère.

C'est à un fort honorable monsieur, faisant partie de la même union, que je suis redevable de la communication de ces faits. « Je n'aurais jamais imaginé, m'écrit-il, que cet honoré Monsieur, pût tomber si raide de son piédestal. Les sentiments cachés que je réprimais dans de durs combats, les sentiments pour l'écrasement desquels je m'étais affilié à celte pieuse société, étaient partagés par son directeur l Lorsque la tragédie» que je vous esquisse, arriva, je pensai avec humiliation « Seigneur, aie pitié de moi» pauvre pécheur » et, avec bien d'autres, je me suis détaché de cette Union, si profondément déconsidérée. »

Fréquemment il arrive qu'un homosexuel platonique se voue non à une Union, mais plutôt à une personne unique, eu laquelle il a trouvé la satisfaction de ses goûts. Combien de ces hommes ne laissent pas leur protégé achever son éducation, étudier, mais .l'emmènent en voyage avec eux, lui font des rentes, l'adoptent, le couchent sur leur testament, se remuent pour lui avec un zèle intense, sans que cela aille jusqu'à un baiser, oui, sans qu'ils aient eux-mêmes, le soupçon des fondements sexuels de leur propre inclination. Et cependant ils n'attendent pas moins jalousement, ils ne

Usent pas moins passionnément les lettres de l'aimé, qu'un fiancé celles de sa fiancée. Et il est encore plus rare que celui qui bénéficie de rapports de ce genre, y voit clair dans la vraie nature de son « paternel » ami. Lui et sa famille ils ont la bouche pleine de louanges sur « l'excellent cœur » de leur meilleur ami.

Tout cela n'empêche pas le jeune homme d investiver, bravement les homosexuels, sans qu'il se doute combien par là il blesse celui qu'il ne devrait jamais blâmer.

Je citerai ici des vers adresses par un monsieur berlinois à son ami. Ils feront toucher du doigt, combien il est difficile de fixer pour ces sentiments qui peuvent différer par leur forme, par leur force, mais non par leur essence, les bornes indécises et toujours mobiles qui séparent les manifestations spirituelles, morales, de celles d'un ordre matériel. Ecoutez :

Dans ses yeux profonds, dans ses yeux fidèles plonger

[mes yeux,

Tout près de lui penchés à la fenêtre,

Joue contre Joue

Sans un mot, bien fort, longtemps, longtemps,

Les homosexuels de Berlin

En faut-il plus pour se sentir heureux.

Sa main doucement caressée par ma main

Sentir errer sur moi le souffle de ses lèvres

Reposer ma tête sur son cœur chaud

Plier ma bouche aux courbes de sa bouche.

Oui c'est assez pour être heureux.

Le contempler s'il rit, s'il se meut joyeux

Ou bien suivre ses gestes sérieux, profonds

Et comprendre enfin qu'en tout, quoi qu'il fasse

Il reste immuable en force en beauté...

N'est-ce point pourtant être heureux !

Vues, goûts, soucis, tout mettre en commun.

Me bercer à la musique de sa voix,

User ma vie à faire sa vie plus belle.

S'il souffre, lui rester fidèle

C'est pourtant être heureux

Savoir lui dire qu'il est mon tout, mon bien suprême,

Savoir de lui qu'il ne se sent rien de plus proche.

Lui faire sentir combien, combien Je l'aime,

Sentir que pour toujours il me veut pour amie

Oui c'est assez pour être heureux

O puissé-je ne jamais entrevoir

S'il en est ailleurs des bonheurs plus hauts

Que ceux dont fut comblé mon cœur

Qu'on nous laisse eu paix, mais pour toujours

Cela suffit pour être heureux tous deux. .

Voici encore une relation détaillée d'un uranien chaste sur le premier éveil de son amour. Elle émane d'un étudiant personnellement connu de moi qui ne s'est encore jamais comporté sexuellement. Elle confirme l'opinion que le penchant homosexuel se distingue, il est vrai, en direction, mais non dans son développement naturel, de l'amour normo-sexuel.

J'ai grandi à Berlin, dans cette « Babylone perdue », j'ai suivi avec beaucoup de camarades de mon âge une école publique, j'ai été aussi dans une pension, où certes les mœurs n'étaient pas très sévères et j'ai néanmoins, sous le rapport sexuel, conservé remarquablement longtemps l'innocence d'un enfant. Jamais je n'ai comme d'autres garçons, trouvé du plaisir à bavarder et à me creuser la tête pour savoir « d'où viennent les enfants ». J'avais même une honte tout à fait remarquable, dont les causes restent encore mystérieuses pour moi, à entendre parler de des choses. Aussi, à quinze ans, je passais aux yeux de mes camarades, et à juste titre, pour « innocent ». Ce n'est pas précisément que je crusse encore, précisément, à la cigogne, mais je n'avais aucun soupçon de ce qui caractérise la différence des sexes et de rapports sexuels quelconques. Naturellement, je ne comprenais rien non plus aux plaisanteries classiques qui se faisaient sur ce thème, ce qui contribua à étendre ma réputation d' « innocence ».

J'avais, à cette époque dix-sept ans, et j'ai ressenti un sentiment étrange à l'égard d'un de mes compagnons d'étude qui était le premier de la classe ; je n'étais pas lié avec lui autant que je l'étais avec certains autres camarades et pourtant, j'éprouvais une joie toute particulière lorsque je pouvais lui parler, déambuler dans sa société sous le préau et surtout me trouver assis en classe à ses côtés. Cette occasion, à mon grand désespoir, ne se présentait que rarement; presque toujours j'étais le troisième en composition et un autre que moi occupait la place que j'enviais. Je fus donc obligé de me contenter de le regarder, ce que je faisais le plus souvent possible, tout en prenant mes précautions afin qu'il ne s'en aperçut pas.

Je m'efforçais surtout de ne laisser soupçonner par qui que ce soit mes sentiments à son égard, sentiments que l'autre ne partageait, du reste, nullement. Je ne savais pas alors et actuellement encore je ne peux pas m'expliquer pourquoi j'avais caché ce sentiment à tout le monde et même à l'objet de mon amour. J'avais probablement la juste intuition de ne pouvoir être compris et, à part cela, je sentais que l'état de mon âme était plutôt nébuleux : il m'eût été, en effet, impossible de percevoir nettement et d'exprimer par des paroles, ce que j'éprouvais et pensais. Pourtant je rêvais au bonheur d'être lié avec lui par une amitié solide, de pouvoir rester constamment ensemble, de faire nos devoirs en commun et de n'être jamais contraints de nous séparer. Le soir, étendu sur mon lit, j'imaginais toutes sortes d'accidents qui auraient dû se produire pour rendre notre liaison bien solide : que sa maison brûlât, par exemple, il serait donc sans domicile et je l'inviterais à rester avec moi ; nous partagerions le même lit et je me voyais le pressant sur ma poitrine pour lui témoigner combien je l'aimais.

Ce qu'il convient surtout de remarquer ; c'est que pareilles pensées lorsqu'elles me venaient, m'emplissaient d'un bonheur suprême, et je ne possédais néanmoins aucune espèce d'idée sur les rapprochements sexuels. Mon esprit était absolument pur et nullement perverti par les histoires dégoûtantes et sales qui arrivent trop tôt aux oreilles des enfants confinés dans les villes ; ces choses-là n'agitaient point mon imagination. Pourtant, ces images immorales et luxurieuses n'auraient-elles pu s'imposer à moi ? Non, il n'y avait pas et il ne pouvait pas y avoir trace d'immoralité dans mes pensées, non plus que dans ces réalités que j'ai moi-même vécues. Aussi bien, tout ce que j'ai ressenti dans le plus profond de mon cœur, tout cela est pour moi la preuve la plus sûre et la plus incontestable que dans l'homosexualité il n'existe aucune trace de ce que l'ignorance et la sottise vendraient lui attribuer. Qu'on considère alors la sexualité, en général, comme une manifestation immorale, qu'on essaie de toucher à l'ordre naturel des choses en trainant dans la boue tout ce qu'il y a de plus sacré, alors seulement on pourra condamner aussi l'amour homosexuel. Je me rends compte maintenant que tout ce qui se passait à cette époque dans mon âme enfantine et ignorante d'elle-même et qu'envahissait pourtant une splendeur inconnue, tout cela ne fut autre chose que le premier éveil de mon cœur. Et, pour cette raison que l'objet de mon premier amour fut un être masculin, cette orientation particulière de la sentimentalité s'est définitivement emparée de moi. Lorsque d'autres hommes, normaux, rencontrent une belle fille dans la rue, involontairement ils tournent la tête, je fais de même pour de beaux adolescents, je les regarde aussi, malgré moi. Si je vais dans le monde, au bal ou ailleurs, il m'arrive d'être frappé inconsciemment par la prestance de quelque jeune inconnu : je constate ensuite que j'ai suivi avec attention tous ses gestes, observé avec quelles femmes il dansait et ainsi de suite.

A quelque temps de là ce premier amour fut rem- placé par une passion plus forte que j'éprouvai pour un autre camarade. Celui-là bien que d'un an plus âgé que moi, était dans une classe inférieure à la mienne. Je me souviens de quelle manière surgirent peu à peu les premiers signes de cette inclination nouvelle : je profitai de toute occasion pour me trouver avec cet ami, dans le préau, en classe, dans la rue, au gymnase. J'éprouvais cependant de grandes difficultés pour rendre nos entrevues plus fréquentes, non seulement, comme je l'ai dit, il n'était pas de ma classe et nous n'avions pas des occupations communes, mais, de plus, il n'était pas précisément aimé dans le cercle de mes amis.

Cette amitié fut donc pour eux un sujet de surprise, bien plus que pour moi-même qui ne me rendait pas un compte exact de mon état. Mais à cette époque-là, j'avais alors dix-huit ans — je commençais à dessiller mes yeux et à comprendre les choses ; je faisais déjà des promenades en règle sous ses fenêtres, épiais ses sorties et ne pensais qu'à lui. Bientôt je compris que ce que j'éprouvais était un véritable, un profond amour, mais je n'eus pas le courage de me déclarer et pendant longtemps il ne s'aperçut de rien. Malgré tout, nos relations devenaient plus étroites, bien que je susse que je lui étais indifférent, je profitais de toutes les occasions pour resserrer encore davantage ces liens et cela m'a réussi, bien que je n'ai pu l'amener à ressentir une réelle amitié pour moi. Mais, le propre du caractère de mon ami K... était qu'il n'avait point d'ami et pendant tout ce temps je n'eus qu'une seule fois l'occasion de ressentir les souffrances de la jalousie; c'est précisément, du reste, cet accès de jalousie qui m'a fourni la certitude de l'homosexualité de mon amour. A la fin, le sentiment qui me poussait vers K... devint si impérieux et je fus tellement exténué du rôle hypocrite joué par moi, qu'une fois, alors que nous travaillions ensemble, je me jetai à son cou et lui confessai mon secret tout en le couvrant de baisers. Cette expression l'ébahit un peu et il resta immobile, sans comprendre de quoi il s'agissait.

Les semaines qui suivirent cette scène furent les plus belles de ma vie ; presque tous les soirs nous étions ensemble, je l'aidais à ses devoirs et ceux-ci finis, nous restions assis tendrement enlacés causant de tout et de rien. Mais ces semaines furent malheureusement trop courtes, car en même temps un amour s'installa dans le cœur de K . . . non pour moi, mais pour une jeune fille. Aussi, quand je venais passer les après-midi chez lui, il ne savait me parler que de celle qu'il aimait, en route pour l'école il me parlait encore d'elle et le soir je me rendais avec lui là où il pouvait la rencontrer, j'attendais qu'elle arrivât pour échanger quelques paroles; nous faisions quelques pas ensemble et je prenais ensuite congé pour les laisser en tête à tête, moi je n'étais .plus qu'une valeur négligeable. Je ne saurais dire que je fus jaloux à cette occasion ; au contraire, je reportai sur elle une partie de mon amour pour K... car je voyais qu'elle le rendait heureux. Hais mon cœur saignait quand il me donnait à lire son journal ; il n'y était question que d'elle, que de ce qu'elle faisait, de ce qu'elle disait, de ce qu'elle pensait; à peine y faisait-on une mention de moi. Ce qui me peinait le plus, c'est qu'il ne pouvait plus supporter mes baisers ni mes caresses. Et moi, qui lui avais déclaré que mes sentiments envers lui étaient du véritable amour, qui m'efforçais de lui prouver par tous les moyens à ma disposition que c'était là une chose licite, au même titre que l'amour entre homme et femme l Mais lui prétendait que ce serait être infidèle à sa maîtresse que de recevoir des baisers de moi : « Nous pouvons rester amis, — car je t'aime me disait-il -— mais amis, comme les antres le sont. »

Nous sommes restés liés de la sorte pendant deux ans encore et je me flatte d'avoir eu, au moins au début, une bonne influence sur lui ; non seulement je l'aidais dans ses devoirs, mais aussi je m'efforçais d'ouvrir son esprit aux sujets les plus élevés : les sciences, la politique, etc., et de l'intéresser à ces questions, ce à quoi il n'était pas davantage préparé par l'éducation reçue que par le milieu dans lequel il vivait. Je lui ai gardé pendant longtemps mon amour intact et même à l'heure où j'écris ces lignes, je n'en suis pas encore complètement guéri.

Dans le cours de ces dernières années, les tendances de mes sentiments affectifs m'ont peu à peu intéressé ; d'abord par leur côté négatif. Mes camarades commençaient déjà à parler de leurs bien-aimées, ils gravaient leurs noms sur les bancs de l'école, leur envoyaient des cartes postales illustrées. Je pensais alors, qu'avec le temps je ferai comme eux : j'étais, du reste, le plus jeune de ma classe. Pourtant, je ne me doutais pas que mon affection pour K... n'était autre chose qu'un amour vrai et réel, plus fort et plus profond peut-être que celui que les autres ressentaient pour ces fillettes. Ce ne fut qu'à la faveur de comparaisons que j'acquis le véritable sentiment de la réalité. Comme tout homme vraiment amoureux, je faisais mes promenades sous ses fenêtres, je passais tous les jours, en faisant même de grands détours, devant sa maison et j'étais heureux quand je l'apercevais. Ainsi, m'analysant avec soin et établissant des termes de comparaison avec ce qui se passait autour de moi, je finis par lire clairement dans mon cœur. Il me souvient, par exemple, de l'impression profonde que j'ai ressentie quand ma mère m'a dit un jour : « Paul, Paul, celui qui se promène toujours seul est sûrement amoureux. » Et, en effet, de mon propre mouvement, je ne prenais jamais mon frère dans mes promenades, afin de pouvoir rester seul avec lui si je le rencontrais.

Ces « liaisons solides » entre hommes ou femmes homosexuels, souvent de longue durée, sont, à Berlin, d'une Séquence extraordinaire. Il faut avoir observé la tendresse qu'ils se portent les uns aux autres, les soins empressés qu'ils se témoignent, l'anxiété de leur attente, l'énergie avec laquelle l'amoureux prendra à cœur les intérêts, — pour lui souvent très éloignés — de son ami ; le savant ceux de l'ouvrier, l'artiste ceux du sous-officier ; il faut avoir vu les souffrances morales et physiques résultant de la jalousie, pour pouvoir dire qu'ils ne comportent « aucun acte de luxure contre nature ». C'est simplement là un mode de ce grand sentiment qui, de l'avis de beaucoup, est seul capable à donner à notre existence sa valeur réelle et sa consécration.

J'ai, autrefois, donné mes soins à une vieille dame atteint, d'une grave maladie nerveuse. Cette dame vivait depuis longtemps en commun avec une amie. Jamais je n'ai rencontré dans ma pratique un exemple de sympathie pareil de la part d'une personne bien portante envers une malade, et cela pas davantage parmi les gens mariés que chez les mères anxieuses de la santé de leurs enfants. Cette amie bien portante, n'était d'ailleurs pas précisément une compagne agréable ; elle manquait d'égard et elle était autoritaire ; mais qui voyait cette affection et cette sollicitude surprenantes, ces soins prodigués jour et nuit, lui pardonnait ses défauts rien qu'en raison de son dévouement sublime. Elle ne faisait, avec son amie, qu'un corps et qu'une âme ; si l'on touchait à celle-ci un membre douloureux, l'autre en ressentait le réflexe, chaque malaise de la malade se reflétait sur le visage de l'amie, le manque de sommeil ou d'appétit se communiquait aussi à l'amie bien portante.

Un autre couple vivait non loin de celui-ci. Lui était référendaire, et l'objet de ses soupirs, un ami âgé de dix-huit ans, tailleur pour dames. Ce dernier était à ce point efféminé, qu'un jour je fis remarquer, à mon référendaire, qu'il aurait mieux fait de prendre une femme tout entière plutôt que de s'amouracher de ce neuf-dixièmes de femme. Sa voix était si féminine, que, quand il me demandait au téléphone, — ce qui arrivait parfois pour les affaires de son ami — mon secrétaire m'annonçait toujours « une dame demande à vous parler. » Tous les deux vivaient en grande harmonie ; le jour chacun vaquait à ses affaires, l'un au tribunal et l'autre dans son atelier de tailleur. Quand le référendaire quitta Berlin, il prit son ami avec lui, mais, auparavant il demanda au père de ce dernier, un brave ouvrier berlinois, une entrevue d'explication, pendant laquelle, comme il me le raconta tout honteux, il fallut faire l'obscurité dans la pièce. Le père n'en iut nullement surpris ; il soupçonnait depuis longtemps ce qui se passait et il ne fit aucune objection.

Le petit tailleur pour dames avait son ami d'atelier, non moins efféminé que lui. Leur profession plus qu'aucune autre à Berlin, les destine, à coudoyer des éléments uraniens. Cet ami s'amouracha du frère du référendaire qui, quelque temps auparavant, avait tenté de se tuer pour un étudiant qui ne répondait pas à son amour. Ce ne fut, que quand ce dernier couchait à l'hôpital gravement malade, que les deux frères ont reconnu leur prédisposition bizarre, chose dont ils ne se doutaient point jusqu'alors. —Donc, peu à peu, il en résulta une seconde liaison amoureuse, entre l'ingénieur et l'autre tailleur et c'était un spectacle vraiment comique que de voir les deux beaux et solides gaillards se promenant le dimanche dans le Grunwald, avec leurs deux petits bonshommes de tailleurs pour dames : Villy et Hans.

Il n'est pas rare de constater à Berlin, qu'il y a des parents qui s'accommodent de la nature uranienne et même de la vie homosexuelle de leurs enfants.

J'ai assisté, il n'y a pas longtemps, à l'enterrement d'un vieux médecin, dans un cimetière de la banlieue. Devant la tombe ouverte se tenait le fils unique du défunt, à droite la mère â et, à côté, un jeune ami de vingt ans ; tous les trois dans un deuil profond.

Les homosexuels de Berlin

Lorsque le père, à l'âge de soixante-dix ans, découvrit la nature uranienne de son fils, il fut pris d'un grand désespoir. Il consulta plusieurs médecins aliénistes, qui lui donnèrent des conseils différents et, du reste, inefficaces. Il se mit alors lui-même, à l'étude de la littérature concernant ce sujet et finit par reconnaître que cet enfant était un homosexuel de naissance ; quand son fils dut s'établir, il ne s'opposa pas à ce qu'il prit son ami avec lui ; bien plus, ces excellents parents reportèrent leur pleine affection sur ce jeune homme qui sortait d'une couche sociale inférieure. Les deux amis avaient, l'un sur l'autre, une bonne influence morale ; tandis que chacun d'eux isolés, aurait eu de la peine à se frayer un chemin dans la vie, les deux ensembles réussirent très bien. La science et la bonne éducation de l'un furent heureusement complétées par l'énergie et l'esprit d'économie de l'autre.

Sur son lit de mort, le vieux médecin dit ses derniers adieux à sa femme et à ses « deux petits ». L'aspect de ces trois êtres humains unis dans les larmes et la douleur, pendant que le chœur entonnait le chant de Mendelsohn : a Ainsi en décida la volonté divine », impressionnait l'âme un peu plus profondément que l'oraison funèbre d'un jeune curé faisant d'une voix fluette l'éloge du défunt qu'il ne connaissait pas.

Il n'est pas rare de voir à Berlin des jeunes gens uranien s'installer même à demeure dans les familles de leurs amis et qui y sont considérés, comme faisant partie de la famille. Il y a des mamans — même des renseignées — qui sont très heureuses de voir que leur fils ait trouvé un ami aussi sublime ou leur fille une si gentille amie ; ce genre d'amitié est pour elle préférable que de voir leur fils courtiser une jeune fille ou que les jeunes gens fassent la cour à leurs filles.

Une mère qui est venue me consulter pour une maladie vénérienne de son fils, s'égara jusqu'au point à me faire cet aveu étrange : « J'aurai désiré de voir mon second fils devenir aussi homosexuel. » Parfois l'ami aime le fils de la maison et lui-même est aimé par la fille et en général il arrive des intrigues curieuses entre les différents normo-sexuels et homosexuels du même entourage. Pour le psychologue ou écrivain qui a l'habitude des observations de ce genre, le champ de ces études s'élargit d'une façon remarquable. J'ai connu à Berlin un uranien qui épousa la sœur d'un jeune homme, rien que pour pouvoir rester constamment avec ce dernier sans attirer l'attention. Les jeunes mariés, qui en réalité ne l'étaient pas, se séparèrent au bout de quelques aimées. Mais le frère normo-sexuel a ruiné avant son beau-frère. Un autre homosexuel aimait un homme qui noua une intrigue amoureuse avec une jeune fille. L'uranien fut très jaloux de la jeune fille, et cette dernière lui en voulait aussi, jalouse à son tour.

Mais l'homme ne resta pas non plus fidèle à la jeune fille et lui causait comme à son ami des soucis par ses coups de tête. Ni l'un ni l'autre, du reste, ne se connaissaient pas.

Un jour la jeune fille vint voir l »uranien, pour l'avertir que l'ami fut pendant la nuit victime d'un grave accident. Ce souci commun en fit alors deux amis. Mais, voici que l'homme et la jeune fille se brouillèrent ensemble ; elle fut irréconciliable ; lui ne tenait plus de chagrin, voulait revenir vers elle, mais elle lui interdit sa porte. Enfin, il s'adressa à son ami uranien le priant d'intervenir, et celui, qui se réjouissait déjà au fond de voir enfin rompue cette union, si pénible pour lui, va vers la jeune fille, parle en faveur de son ami et les réconcilie tous les deux.

On pourrait citer beaucoup de cas identiques pris à la source vive de la vie de Berlin. Passons maintenant de la vie et des souffrances des uraniens isolés aux faits et gestes des groupes uraniens.

Si, parmi les homosexuels, beaucoup vivent dans une solitude voulue, qui passe insoupçonnée dans le flot montant des grandes villes, et si d'autres se consacrent uniquement à une seule personne ; il en est un nombre non moins respectable qui recherchent le contact d'autres homosexuels et même de groupes homosexuels. Pour cela Berlin fournit ici encore des occasions innombrables.

On doit regretter de voir certains uranies qui par leur distinction et l'étendue de leur savoir pourraient figurer honorablement dans certaines sphères, finir par se trouver mal ù Taise dans les milieux composés d'hommes normaux. Les compliments et les marques hypocrites, les toasts aux dames qui leur sont souvent adressés, tout cela leur devient de plus en plus pénible et s'ils trouvent un beau jour une société où se mouvoir librement et où se faire comprendre, alors ils s'isolent de plus en plus du reste du monde.

La vie mondaine pour les uraniens de Berlin, se présente sous les formes les plus variées. Elle est de plus animée, aussi bien dans les cercles fermés que dans les endroits accessibles à tous.

Les réunions homosexuelles plus on moins importantes, sont surtout en hiver, à l'ordre du jour.

Souvent ces réunions se composent de membres d'une même classe ou d'une même condition sociale, mais les distances ne sauraient être aussi strictement observées que dans les sociétés d'hommes normaux, d'hétérosexuels. Maint uranien se montrerait froissé si l'on refusait de traiter sur un pied d'égalité son ami, celui-ci fût-il de la plus basse extraction.

Par reconnaissance pour mes travaux concernant l'affranchissement des homosexuels, je suis souvent appelé à assister, en qualité d'invité honoraire, à leurs réunions, et, tout en n'acceptant qu'un petit nombre de ces invitations, j'ai pu me former une opinion suffisamment exacte sur le mode de vie des uraniens de Berlin.

Il m'est arrivé un jour de me trouver, dans les conditions signalées plus haut, au milieu d'homosexuels uniquement composés de princes, de comtes et de barons. A part les gens de service exceptionnellement nombreux et de la plus belle prestance, — cette réunion, dans son aspect extérieur, ne différait en rien de n'importe quelle autre réunion aristocratique. Un repas opulent fut servi par petites tables et une vive conversation s'engagea aussitôt à propos de dernières représentations de l'œuvre de Wagner, pour lesquelles presque tous les uraniens cultivés nourrissent une admiration surprenante. On parla ensuite voyages, littérature, politique, — oh ! Très peu — pour passer ensuite insensiblement aux « potins » de la cour. On parla surtout avec détails de l'apparition d'un jeune duc au dernier bal donné par l'empereur ; ce duc avait fait palpiter le cœur de tous les uraniens, son uniforme azuré les faisait rêver, son amabilité était captivante et on s'ingéniait à trouver le moyen de lui être présenté. On raconta ensuite différentes anecdotes sur les autres uraniens absents ce soir-là. Une surtout ma fait rire et s'est gravée dans ma mémoire. Dernièrement, un Jeune prince avait été invité à la chasse par un magnat homosexuel dont il ne soupçonnait point les tendances uraniennes ; non plus du reste, que celles des personnes de son entourage. L'hôte illustre s'étant levé de grand matin pour aller respirer l'air dans le parc du château, croisa dans un couloir le maître de céans. Ce dernier, aussi peu préparé que possible à cette rencontre matinale» était revêtu d'un costume ou plutôt d'un accoutrement tout à fait ridicule ; sa taille rondelette, adornée d'une matinée en velours rouge, parsemée de fleurs et bordée de dentelles. L'aspect de ce costume était si bizarrement drôle que l'hôte princier ne put s'empêcher de tomber, à cette vue« dans une crise de rire spasmodique.

Une autre soirée, à laquelle j'ai également assisté, fut donnée dans les salons d'un des plus grands hôtels de Berlin. Un riche uranien y célébrait sa fête, à part quelques rares exceptions, il n'y avait guère que des couples d'amis, dont beaucoup vivaient ensemble depuis des années ; chacun conduisait sa « connaissance » à table. Le repas fut précédé d'une représentation théâtrale qui avait lieu sur une scène établie dans la salle voisine. Tous les acteurs étaient des homosexuels. Après quelques monologues comiques, l'hôte, en personne, joua sous un masque la scène de Falstaff, tirée des Joyeuses commères de Windsor; après on présenta une charge viennoise de Nestroys, Une conférence chez la concierge. Tous les rôles de femmes étaient tenus par des uraniens féminins : Un jeune baron fort connu dans le monde, qui jouait le rôle principal, excita une hilarité folle par son jeu parfait. Après le dîner on se mit à danser, et bien que les têtes fussent échauffées par les libations copieuses et variées, rien d'indécent ne se passa. Comme certains convives portaient les vêtements de femmes, on se permettait la plaisanterie, plutôt inoffensive, d'affubler ceux des uraniens qui se distinguaient par leur prestance mâle, d'atours féminins, chapeaux, schalls, etc. ; les uns faisaient à mauvais jeu bonne mine, les autres se fâchaient. Car, il y a des uraniens auxquels la femme dit si peu, que l'idée seule d'avoir sur eux quelque objet féminin, leur est insupportable.

Les uraniens appartenant à des classes moins riches de Berlin, aiment aussi à avoir leurs réunions. Je m'en tiendrai à un exemple qui est resté gravé dans ma mémoire. La scène avait lieu dans une taverne de la banlieue, où, parmi les autres invités, se trouvaient deux frères normo-sexuels. On se régala bien de saucisses, de salade, de pomme de terre, de gruyère, tandis que le fils du patron jouait sur le piano un air des rues. Mais voici que rentre « Schwanhilde », « M. Schwan, née Hilde » pour les initiés. Il était affublé en cuisinière berlinoise, habillée pour aller au théâtre et faisait déjà la joie de l'assistance, quand, à la fin, il donna la parodie de la danseuse déchaussée Isidora Duncan. Un imitateur de femmes, d'un moindre talent, qui, par hasard se trouvait dans l'avant-boutique, fut invité à présenter son répertoire. Là-dessus, entre un vrai homme, un charbonnier de Landwehrs-Kanal; un « rode gaillard », tatoué sur les bras, aux cheveux lisses ramenés sur le front, avec une cotte rapiécée, un mélange original de balourdise et de grâce. Il chanta un certain nombre de chansons berlinoises» pas excessivement décentes, en patois de Berlin, d'une voix monotone et avec pas mal de fautes ; il appuyait chaque strophe par des mouvements grotesques qu'il faisait suivre de torsions du corps après chaque strophe ; mais tout cela était si harmonieux que, malgré sa gaucherie, on devait lui reconnaître un certain charme. Ensuite, on enleva les chaises et les tables et on se mit à danser. C'est alors que se produisit une scène d'un comique difficile à rendre. Au beau milieu delà danse rentra — car l'heure de la fermeture était dépassée — un gardien de paix avec l'air sévère de remploi. Après un court moment d'ahurissement, un des musiciens, un uranien, saisit le gardien par la taille et se mit à valser avec lui. Celui-ci fut tellement ébahi, qu'il n'op- posa aucune résistance et partagea avec le fils du patron et le charbonnier le rôle de danseuses de prédilection.

Il y a naturellement d'autres réunions uraniennes qui ont le caractère plus ou moins sérieux. Ainsi, un savant berlinois réunissait plusieurs fois chaque hiver, dans son appartement rempli d'objets d'art, un petit cercle d'amis. Il y avait là toujours dix ou douze personnes, appartenant aux milieux universitaires, dont deux ou trois non homosexuels. Le vieillard tout en servant à ses invités de forts vins du Midi, des huîtres, des homards et autres victuailles, rappelait avec une verve intarissable ses souvenirs. Il avait connu Alexandre de Humboldt et Iffland et été l'ami d'Hermann Hendrichs et de Karl Ulrich. Les conversations roulaient presque exclusivement sur le problème d'homosexualité. Là, on pouvait voir un jeune prêtre catholique soutenir une controverse avec un vieux pasteur protestant sur l'uranisme ; plusieurs philologues discutaient au sujet des sonnets de Shakespeare, tandis que juristes et médecins dissertaient sur l'article 51 du Code pénal qui dans l'appréciation d'un délit fait entrer en ligne de compte l'absence du libre arbitre et recherchaient dans quelles limites cette exception pourrait d'ores et déjà être interprétée en faveur d'homosexuels.

Les réunions des uraniens berlinois qui ont surtout un caractère sérieux, sont celles qui ont lieu la veille de Noël. C'est en ce jour plus encore qu'en tout autre, en ce jour de fête de famille, que l'uranien sent son isolement. Beaucoup le passeraient, ce jour, encore plus tristement, si l'un ou l'autre parmi les uraniens aisés n'avait la bonne pensée de réunir auprès de lui ceux qui n'ont point de home.

Dès la veille, le maître de la maison a préparas l'arbre de Noël; toute couleur vive en est bannie, parmi les bougies en cire blanche scintillent guirlandes en argent, flocons de neige, glaçons, globes brillants... tout cela plein de goût; tout en haut une grande étoile en argent sert de piédestal à l'archange qui annonce au monde a paix aux hommes sur la terre. Puis, tous les cadeaux coquettement enveloppés sont déposés autour de l'arbre ; chacun aura le sien : calendrier, livre, colifichet quelconque, il y a jusqu'à une bague, une glace de poche, une bande pour la moustache ! Le matin de bonne heure, le maître a fait sortir la plus belle nappe de son armoire, aidé son domestique à préparer la table, distribue les couverts en argent, plié les serviettes, garni de fruits les grands plateaux, mis sur chaque assiette un bouquet avec, à côté, un joli menu illustré. Pour quelques invités surgit un embarras, on n'a pas pu se rappeler leur vrai nom. En cette soirée, un peu solennelle, on voudrait bien garder les distances, mais quoi, lorsque tout le long de l'année on n'a jamais interpellé quelqu'un que d'un petit nom d'amitié à l'allure féminine... Dans le couloir une seconde table est servie, c'est là que mangent les enfants et le personnel — oui les enfants — - rare apparition dans ce foyer uranien, car on a invité à la fête les deux petits de la blanchisseuse et les trois enfants du portier. On attache de l'importance à ce que les mêmes mets soient servis à la seconde table qu'à la table principale et que là tout ait aussi l'air solennel.

Le commencement de la cérémonie avait été fixé pour huit heures, car quelques invités avaient d'abord à assister à la fête chez des amis ou dans leur famille, avant de venir dans ce cercle d'amis.

Quand tout le monde fut enfin réuni, le maître de céans disparut dans un salon fermé jusque-là, jeta encore un coup d'œil sur les cadeaux, alluma les bougies, appela d'abord les enfants et celui des invités qui doit accompagner leurs chants sur le piano. Maintenant on ouvre les portes à deux battants et les voix claires des enfants célèbrent cette nuit silencieuse et sacrée du Noël.

Un recueillement profond se lit sur tous les visages, dans maint œil on remarque une larme, même la « longue Emilie », ce confectionneur pour dames, toujours si gai, ne peut maîtriser son émotion. Loin, bien loin, se reportent les souvenirs des uraniens au temps, où ce jour-là était pour eux aussi une fête de famille, quand rien ne faisait prévoir encore ce revirement de leur sort, si contraire à celui de leurs sœurs depuis longtemps mariées ; ce n'est qu'insensiblement que s'est ouvert ce précipice qui les sépara des leurs ; vinrent ensuite les années où ils passaient cette fête, sans trêve ni joie dans un restaurant ou en compagnie « d'un bon livre » dans « une chambre meublée ». Les uns pensent à leurs rêves brisés, à tout ce qu'ils auraient pu conquérir si les vieux préjugés ne s'étaient mis à travers leur chemin, les antres, gens haut situés, pensent à l'hypocrisie de leur vie et cela leur serre le cœur ! Beaucoup pensent à leurs parents morts ou pour lesquels ils sont comme morts et tous dans une douleur profonde pensent à cette femme qui les aimait par-dessus tout et qu'eux, ils aiment au-dessus de tout — leur mère.

Les voix des enfants se sont tues ; on distribue les petits cadeaux, on en comble surtout les enfants, les domestiques, et on se met à table. Les conversations ne sont pas aussi joyeuses que d'habitude ; on parle de ce brave M. X... qui l'année dernière était encore là à table et que la terre couvre maintenant.

Peu à peu la contrainte diminue, le ton devint un peu plus gai, mais le sérieux persiste toujours et un souffle de sentimentalité douloureuse plane sur toute cette soirée.

Quand enfin — m'écrivait il y a quelques années un homosexuel à la veille de Noël — quand enfin voudra-t-on reconnaître que le Sauveur est venu pour nous aussi, que nous aussi, nous ne devons pas être exclus de son amour paternel, noble, miséricordieux et universel ?

La veille de Noël, l'année dernière, je suis appelé auprès d'un jeune étudiant habitant l'Ouest de Berlin. Ce jeune homme, m'explique-t-on, avait été frappé pendant la nuit d'un accès de folie.

Sa chambre, quand j'y pénétrai, offrait un spectacle terrible ; elle était remplie de débris de pots cassés, de morceaux de meubles brisés, de livres, de linge et papiers déchirés, tout cela maculé de sang, de pétrole et d'encre. Devant le lit une mare de sang et sur le lit couché un jeune homme, la figure d'une pâleur de cire, où brillaient les yeux d'une flamme profonde et étrange ; des cheveux noirs encadraient son visage fin et régulier. Le front et le bras étaient entourés de linges sanglants.

Il venait d'avoir avec son père, un notable bourgeois de Berlin, une discussion au sujet de son uranisme, ils en étaient sortis irréconciliables, et ainsi pendant la nuit de Noël, la première qu'il passât en dehors de sa famille, il avait erré dans les rues désertes. Il regardait de l'autre côté de la rue, dissimulé dans un sombre couloir, les lumières étincelantes, dans l'appartement de ses parents; les rires arrivaient à ses oreilles, et il aperçut à un moment la silhouette de sa mère, qui au milieu de la joie des enfants, appuyait pensive son front aux carreaux.

Quand les lumières furent éteintes en haut il alla dans le premier cabaret qu'il rencontra, vida, assis dans un coin discret, plusieurs verres d'eau-de-vie coup sur coup, fit autant dans un deuxième et un troisième caboulot, et dépensa jusqu'à son dernier sou dans d'autres établissements déserts pour y boire du café noir au kirsch. Il rentra enfin chez, lui; monta les quatre étages et fut pris d'un accès de surexcitation telle qu'il cassa la lampe pour s'ouvrir les artères avec le verre.

Un ami du malade m'appela auprès, je lui pansai une blessure après l'autre ; il ne se plaignait pas et ne dit pas un moi, mais la flamme de ses yeux parlait, la pâleur de ses lèvres parlait de ses souffrances terribles et du devoir noble et sacré de ceux qui travaillent pour l'émancipation des uraniens.

L'hiver passé les réceptions d'un artiste uranien jouissaient surtout d'une grande faveur. Le maître de céans recevait ses invités, parmi lesquels il y avait beaucoup d'étrangers homosexuels, surtout des provinces russes de la Baltique, des pays scandinaves, ainsi que des dames homosexuelles, — affublé d'un costume qui était une synthèse hardie de la robe princesse et de la toge du magistrat.

On y donnait des auditions musicales. Parfois le maître de la maison chantait d'une voix qui participait du baryton et de l'alto, ou bien un pianiste danois exécutait de beaux morceaux pour piano. On y voyait régulièrement un jeune Autrichien, étudiant en chimie ; il était là assis silencieux et sérieux, mais se trouvait visiblement bien parmi les siens, puisqu'il y revenait toujours. Au printemps, quand ces réunions prirent fin et un jeune Russe étant revenu dans son pays, l'étudiant se rendit un soir dans une taverne uranienne et là se fit jouer par le pianiste *Abandonné*, de Koschat ; quand le passage mélancolique arriva, il avala un morceau de cyanure et mourut en quelques secondes.

Sans que l'homosexualité en soit toujours la cause directe, il existe une corrélation indirecte outre l'homosexualité et la mort violente : un officier élevé dans le corps des cadets, soldat dans l'âme, commet un délit homosexuel en dehors du service ; le fait devient public et une révocation brusque en est la suite. Il ne connaît que son métier de soldat. Maintenant il cherche à se placer dans le commerce, il trouve des places, les perd; sa famille ne veut plus s'occuper de lui ; il reste abandonné, perd toute tenue, cherche des consolations dans l'alcool ou dans la morphine et finalement a recours à l'arme libératrice. Je connais beaucoup de tragédies analogues ; il y a quelques semaines un jeune lieutenant finit de la même façon pour « cause de dettes » dirent les journaux ; mais la cause initiale fut plus profonde ; c'était la même aventure que celle citée plus haut ; — il a succombé à l'homosexualité.

Il y a quelques jours, j'ai enlevé à un professeur homosexuel le flacon d'acide prussique. Il n'a commis aucun délit punissable ni aucune action homosexuelle; il était entré récemment dans l'enseignement ; son directeur reçoit une lettre accusant le jeune maitre de pédérastie ; appelé devant son chef, il avoue avoir cette prédisposition, on lui donne le bon conseil de demander sa mise en congé ; il le fait, mais n'a pas le courage de l'avouer à sa pauvre mère qui s'était saignée pour faire de lui un professeur. Et maintenant le voilà à la recherche d'un emploi, dans ce grand Berlin, où il y a beaucoup de places et plus encore des gens sans places.

J'ai réussi à préserver du suicide plus de vingt homosexuels dans ces dernières huit années ; je ne sais pas si je leur ai rendu service, et pourtant cela me cause une joie profonde, de leur avoir conservé la vie et de les avoir conservés à la vie.

Il y a aussi des réunions homosexuelles régulières, des soirées ; là aussi on rencontre une personnalité autour de laquelle se groupent les autres, mais chacun y paye son écot.

Pendant de longues années le Club « Lohengrin » était le plus fréquenté ; les séances avaient lieu dans une taverne connue sous le nom de « Reine ». Ici c'est la musique qui dominait.

D'autres clubs comme la Société des monistes ou la Société des platoniques ont un caractère plutôt littéraire. Il y a aussi à Berlin des cabarets fréquentés spécialement par les uraniens.

Dans toutes ces réunions la vraie sexualité se trouve au second plan, comme dans les cercles des normo-sexuels. Le trait d'union chez eux consiste simplement dans le sentiment de solidarité résultant de fatalités parallèles. A part ces sociétés d'un caractère plutôt privé, il y en a d'autres, encore plus importantes et qui sont accessibles à tout le monde.

Qu'il y ait des restaurants, des hôtels, des maisons de famille, des établissements de bains, des lieux de plaisirs, qui bien qu'ouverts à tous ne sont fréquentés que par les uraniens, cela ne parait pas trop étonnant, mais que les gens de professions diverses aient leurs locaux, entretenus à leurs frais, voilà qui est tout à fait remarquable. Ainsi, vous trouvez des restaurants où on ne rencontre que des étudiants, des artistes ou acteurs ; d'autres, que ne fréquentent que les fonctionnaires, ou les commerçants spécialisés dans la vente de tel ou tel article, les amateurs certains jeux ou sports, d'autres encore qui ne sont fréquentés que par de vagues hommes de lettres, grecs ou autres aigrefins. Il y a lieu de distinguer les lieux de réunions préférés des uraniens, mais qui sont aussi fréquentés par d'autres personnes d'une part et d'autre part les établissements qui ne sont fréquentés que par les uraniens.

Dans la première catégorie rentre une taverne munichoise de Friedrichstadt, où depuis des années,, à certaines heures des centaines d'homosexuels et même davantage ont coutume de se réunir. Ils ont aussi leurs cafés préférés, et là on voit en quelques années un changement se produire. Souvent le propriétaire ou le garçon sont uraniens, souvent, c'est telle où telle spécialité qui a la préférence. Les dames uraniennes préfèrent les pâtisseries ; ainsi dans le quartier Nord de la ville se trouve une pâtisserie qui n'est fréquentée de quatre à six que par des femmes uraniennes Israélites qui y prennent leur calé, lisent les journaux, causent et jouent au skat et surtout aux échecs.

En été, c'est dans des cafés-jardins que les uraniens se réunissent et que les normaux, au moins en groupes, évitent. Dans quelques-uns on peut remarquer la prostitution des femmes à côté de celle des hommes.

Dans un des cafés concerts les plus en vogue de Berlin, les menées des homosexuels étaient devenues tellement gênantes qu'on fut obligé de charger la police de mettre fin à ces agissements sans nom.

Il faut dire, à l'avantage de la police berlinoise, que les agents provocateurs y sont excessivement rares. Il serait facile aux policiers de mettre la main sur les homosexuels, s'ils voulaient eux-mêmes se faire passer pour tels. Du reste, cela a bien dû arriver quelquefois. Je ne connais, quant à moi, qu'un seul cas de ce genre. La scène eut lieu dans un café-concert où un uranien avisant un agent de police qui le surveillait, crut que celui-ci lui faisait des avances et le prit pour un de ses pareils. Mais quel ne fut pas son effroi lorsque cet agent en réponse à un attouchement trop intime, lai mit la main au collet et le conduisit au poste. L'uranien fut d'ailleurs condamné par la suite pour ce « geste obscène ».

A côté de ces sortes d'endroits il y en a à Berlin quantité d'autres qui sont fréquentés exclusivement par des homosexuels. Il semble très difficile d'évaluer leur nombre exact ; pourtant le conseiller D[r.] Necke[1] peut avoir raison lorsqu'il évalue à plus de vingt le nombre des tavernes uraniennes à Berlin. J'entends souvent parler dans ma pratique de restaurants uraniens que je

ne connaissais pas encore. Chacun de ces établissements a, parait-il, un cachet à part; dans l'un on ne rencontre que les gens d'un certain âge, dans tel autre il ne se trouve que des jeunes gens; ailleurs enfin jeunes et vieux sont confondus. Tous ces établissements sont très fréquentés et remplis de monde les dimanches et les samedis soirs. Les patrons, les garçons, les pianistes, les chanteurs, tous y sont homosexuels.

On a vu des uraniens arrivant du fond de leur province, pleurer d'attendrissement à ce spectacle.

Dans ces tavernes tout se passe très discrètement ; aussi les agents de la police secrète n'ont-ils jamais l'occasion d'intervenir.

Rodolphe Presber a esquissé dans un feuilleton, sous le titre Les types de la capitale, un tableau véritablement vécu d'une de ces tavernes uraniennes.

---

[1] D[r.] P. Necke. *Une visite chez les homosexuels de Berlin ; avec remarques sur l'homosexualité.* Archiv f, Kriminalaothropologie u. Kriminalistik, B. XV, 1904.

« Nous finies la dernière halte de noire intéressante pérégrination dans un restaurant du meilleur genre. Ce ne sont plus ici les marches usées, claquant sous les pieds, auparavant entrevues, mais un escalier très propre. Meilleur quartier, meilleure maison. L'arrangement des pièces y est confortable, non dépourvu d'une certaine allure familiale. Sur les murs, des tableaux aux cadres dorés. Au lieu de l'affreux orchestrion des bouges précédents, voici un élégant piano avec tous les morceaux du répertoire. Un artiste de talent est assis devant le clavier, tandis qu'auprès de lui se tient un adolescent maigre, à la barbe naissante, aux gestes efféminés, un sou- rire doux et un peu contraint éclaire son visage, sa tête pommadée s'adorne d'un chapeau de femme à larges bords, muni d'une ample voilette. Le jeune homme chante en voix de soprano... Les deux pièces sont bondées de monde. Le public n'est pas vulgaire. Aucun des auditeurs ici présents ne crache par terre, ne se nettoie les dents et les oreilles, ne se gratte les jambes comme nous avons eu le dégoût de le constater ce soir en d'autres lieux. Des vieux messieurs dignes, des sportsmen rasés et quelques artistes frisés an petit fer, tel est le public d'ici. Nul, s'il n'était prévenu ne remarquerait quoi que ce soit d'étrange, à part un autre chanteur également sopraniste... et l'absence complète de femme... On boit sans exagération à des tables proprement couvertes. Pas un mot malsonnant; et aucun sous-entendu obscène dans les chansons qui se débitent ici. C'est plutôt une teinte de sentimentalité qui règne dans cette atmosphère. Cependant le soprano qui se dandine sur ses hanches comme s'il portait une robe à traîne, termine sa tendre chanson.

« A ce moment, un vieillard d'aspect respectable, qui était assis à notre table» se tourne vers l'un de nous et lui touchant l'épaule d'un air d'intimité lui demande, le regard brillant : « Vous plaisez- vous parmi nous ? »

« Pas de malfaiteurs id, pas d'assassins, pas de voleurs. 3lais des malheureux, des hors la loi, qui traînent après eux, au cours de leur vie solitaire, la malédiction d'une énigme mystérieuse de la nature. Des hommes qui ont acquis par une lutte de tous les jours, une position enviée. Des travailleurs honnêtes, dont l'honorabilité est hors de doute, dont la parole et le nom représentent une valeur ; et qui pourtant, sous la menace d'un paragraphe de loi moyenâgeux sont contraints de se réunir, apeurés et isolés, loin des heureux normaux, pour confesser entre soi leurs penchants invincibles, toujours exposés aux coups de la loi, au mépris des ignorants, aux pièges des « maitres-chanteurs. »

« Nous quittons ces lieux avec, dans notre cœur sain, un sentiment de pitié pour ces pauvres malades que l'ignorance indigne de notre siècle a placé au même rang que des malfaiteurs. Au-dessous de nous scintillent les étoiles d'un ciel de juillet, et la pâle clarté de la lune bleuit les toits. Le veilleur de nuit avec son énorme trousseau de clefs passe auprès de nous, il se glisse le long des hautes maisons ; sous un porche un couple d'amoureux se serre les mains avec ferveur, cependant que cette voix de soprano venue de là-bas, continue de nous suivre dans la nuit... »

C'est bien cela, Presber ! — Une autre taverne uranienne que nous visitons, se compose de quatre pièces assez spacieuses. Dans lift troisième et la quatrième il y a des pianos ; dans une on chante les chansons les plus nouvelles, dans l'autre ou danse, non entre hommes et femmes mais entre hommes et hommes. Ils dansent avec un vrai abandon ; la « femme » plie sa taille languissante dans les bras de son danseur mâle ; la musique, mauvaise du reste, les transporte ; et il semble, quand le musicien s'arrête, qu'ils se réveillent de nouveau pour la triste réalité.

Très originales sont les réunions pour le goûter, qu'on donne assez souvent, dans ces locaux.

Le patron, le chansonnier ou un autre client, célèbrent leur fête et ont invité pour cette cérémonie leurs « amies ». A une heure fixée de l'après-midi arrivent les invités, la plupart les uraniens de la classe ouvrière. Chacun remet au héros de la fête un cadeau, un travail fait à son intention, un échantillon de son art culinaire, quelques fleurs naturelles ou artificielles. On échange des salutations, de gracieuses révérences suivies de baisers chastes d'amitié. Il faut voir, comme ils gesticulent ensuite, se font des compliments; se retirent les épingles à chapeau, s'aident à ôter les pardessus, s'arrangent mutuellement les plis de leurs vêlements, gagnent ensuite leur place et commencent la conversation : « Avez-vous déjà entendu, ma chère ? » Tout cela est d'un comique indescriptible. Quelques noms honorés comme la « Baronne », la c Directrice », la « Chambre séparée » sont salués avec des marques spéciales de joie et de respect ; les retardataires sont accueillis avec des reproches bienveillants. Une heure après l'heure fixée tout le monde se met à table. C'est alors que commencent les caquetages, bavardages, cris de joie tels qu'un vrai homme en serait saisi de peur. Et avec quelle rapidité disparaissent les monceaux de gâteaux et les torrents de café. Après avoir satisfait aux besoins de la langue et d'estomac, voici les ouvrages à main : ou fait du crochet, on tricote, on coud, on répare, et en même temps, les artistes qui ne manquent jamais dans les réunions uraniennes, amusent les convives par leurs chants, déclamations, conférences. Mais la gaieté arrive à son point culminant lorsque m'hôte, accompagné par les applaudissements des convives se met gracieusement devant; le piano et avec sa voix alto pleine où la mélancolie se mélange avec l'incompréhensible, entonne sa chanson préférée : « Ah ! Si j'étais brigand ». Ainsi se sont écoulées en pleine harmonie ces quelques heures et maintenant ce troupeau joyeux se disperse aux quatre vents jusqu'à l'heure du diner.

Celui qui épie la conversation tenue dans ces locaux, est étonné d'entendre prononcer un aussi grand nombre de noms féminins, dont quelques-uns sont très étranges.

Mais bientôt il s'apercevra qu'il s'agit ici des sobriquets dont ces hommes se gratifient. Les raisons de ceci sont différentes ; d'abord les personnes qui viennent ici cachent, et avec raison, leur vrai nom, donc les autres, pour s'amuser d'eux, leur accolent les noms choisis *ad hoc* ; à part cela, on sent instinctivement que l'appel : « Monsieur tel ou tel » chez beaucoup» mais nullement chez tous, se trouve en contradiction avec leur aspect féminin. Du reste, ce choix des préfixes railleurs, donne l'occasion au peuple berlinois à épancher sa bonne humeur et son instinct de la plaisanterie.

Beaucoup de ces noms ne sont qu'une transformation des prénoms masculins ; ainsi Paul devient Pauline, Fritz Frieda, Erich Erika, George Georgette, Théodore devient Dorchen ou Thea et Otto Ottilie ou Otero.

Une chanson uranienne, — qui raconte comment une mère, à la nouvelle que son fils est devenu « pervers », accourt chez lui et celui-ci la calme en montrant, comme preuve de sa normalité, les lettres d'amours à lui adressées et signées Louise, — finit ainsi :

Et quand Maman partait,

Au moment du baiser d'adieux

Je pensai dans mon for intérieur

Comme c'est heureux, chère Maman

Que tu ignores

Que ma Louise — s'appelle Louis.

Souvent ou ajoute à ces noms encore un supplément ; ainsi pour le nom Juste, nous aurons une Schmalzjuste, Klammerjuste, Klamottenjuste, Handschuhjuste, Blumenjuste, pour Karoline nous aurons Spitzenkarolîne et Umsturzkaroline (car avec ses gestes larges elle renverse au moins un bock chaque jour) nous aurons une Kœseklara, une Lansepanla, etc.

Il y a des uraniens qui ont des noms tirés du vieil allemand : Hildegarde, Kunégunde, Thusnelda, Schwauhilde ou des noms nobles, bien sonnant, comme : Wally von Trauter, Bertha von Bnmneck, Asia von Schœnermark ; ainsi on rencontre dans ces tavernes des marquises de la Place d'Alexandre (car il habite la Place d'Alexandre), Princesse von Aschaffenbourg, Duchesse d'Angoulême, Grande duchesse Olga, Reine Nathalie, Carmen Sylva, Reine de Cafés, la Grande Ecuyère, Madame Excellence, Impératrice Messaline, Impératrice Catherine.

Les autres tirent leur nom de leur métier ; ainsi un danseur berlinois uranien s'appelle « Jettchen Hebezeh » (lève tes orteils), un tailleur pour dames « Jenny Fischbein » (l'haleine), un comique, imitateur de femmes « Pocahontas ou rossignol des Indes ». Et dire que tous ces noms ont été collectionnés par deux amateurs dans un seul local uranien et en très peu de temps. Il y a aussi des noms tirés d'histoire naturelle comme «vache suisse », « cochon d'Inde », « chat en plâtre (car il se met de la poudre de riz), « canard branlant » (car il marche comme un canard), « serpent à lunettes », « violette bleue », « pomme de Chine « la Rosine », « grappe de raisin » (car il s'émotionne facilement).

On a la prédilection pour féminiser les titres ou certaines originalités des personnes amies, ainsi le Directeur s'appellera la « Directrice », un conseiller intime la « Conseillère », un procureur la « Procuratrice », etc.

Un groupe à part forme les « Tantes pour soldats », le sobriquet qu'on leur donne à son origine dans la prédilection qu'ils manifestent plus spécialement pour tel ou tel corps de troupes ; nous avons ainsi la « Justine pour les hulans », la « Fiancée du dragon », « Anna pour les uraniens », la « Canonnière », voire même la « Maitresse de tir », car cette catégorie d'individus fréquente surtout les auberges situées aux abords de l'Ecole de tir.

Il y a d autres surnoms au sens moins compréhensible encore comme : « Minehaha ou l'Eau riante », « Rébecca ou la Mère de la Compagnie », « Anita à la dent empoisonnée », « Cléo de Mérode », « Sainte Berrylis », la « Compagne de ma honte », la « Libre Suissesse », la « Bonne Partie », « Suzanne au bain », le « Mur blanc », (à cause de la poudre de riz qu'il se met au visage), enfin la « Rotonde » et la « Fleur des Lieux », nom de deux uraniens dont on dit qu'ils se rendent plus souvent que de raison, dans ces sortes d'édicules. Voici encore l' « Homme des bois », la « Mère Holffen », « Violeta », « Aurora », « Melitta », « Rosansa », « Cassandra », « Goulach », l'« Aïeule », la « Fiancée funèbre », le « Crépuscule », « Heure matinale » ; ce dernier en effet, a de l'or dans la bouche ou tout au moins dans les dents[2] .

Les femmes uraniennes portent également — dans les milieux où elles fréquentent et dans les cercles qui sont nombreux, — des noms analogues. Seulement

[2] Le proverbe allemand dit : « *Die Morgenstunde hat Gold im Munde* » ; ce qui signifie que la fortune sourit à celui qui se lève de bon matin.

chez elles, contrairement à ce qu'on rencontre chez les hommes, nous trouvons de simples prénoms et non des sobriquets se rapportant à telle particularité de leur individu; du reste elles montrent une prédilection marquée pour les noms monosyllabiques comme : Fritz, Heinz, Max, Franz, surtout, Hans ; on trouve aussi des Edmonds, des Arthurs, des Oscars, des Rodolphes.

Un grand nombre de noms d'uraniens est tiré de la littérature et de l'histoire: Napoléon, Néron, César, Héliogabale, Caligula, Grégor, Antonius, Gailos, Posa, Mortimer, Gœtz, Le Tasse, Ëgmont, Arnim, Teja, Blucher, Osterdingen, Karl Moor, Franz Lerse, Jorn Uhl, Don Juan, Puk et Hiddigeigie.

Les « cabarets de soldats » à Berlin, méritent surtout une mention spéciale. Ils sont situés à proximité des casernes, et il convient avant tout de les observer aux jours fériés, le soir, jusqu'à l'heure de l'extinction des feux. A ce moment on trouve une cinquantaine de soldats, et de sous- officiers, qui s'y rendent pour trouver un homosexuel de bonne volonté, et rarement ils reviennent à la caserne sans avoir trouvé leur « affaire ». Ces cabarets ont une existence éphémère. A peine sont-ils ouverts, que l'autorité militaire en défend l'accès aux soldats, après la dénonciation de quelque anonyme qui par jalousie de métier ou par vengeance a « vendu la mèche ». Immédiatement du reste, quelque nouveau cabaret s'installe dans le voisinage. Dernièrement encore on vit surgir dans le quartier Sud-Ouest de Berlin une « botte » à soldats réellement typique ayant pour enseigne A la Mère Chat. Je ne sais en vérité, si ce nom tirait son origine delà vieille patronne qui avait quelque chose du chat dans sa démarche et dans sa physionomie, ou bien de la quantité de chats qui rôdaient entre les tables et les chaises ; les murs même étaient couverts de leurs images.

Un normo-sexuel entrant dans un de ces cabarets, serait peut-être surpris d'y voir tant de messieurs bien mis assis eu compagnie de soldats, mais il ne pourrait presque rien noter qui dépassât les bornes de la décence. Ces amitiés entre homosexuels ébauchées dans ce lieu devant un plat de saucisses et de salade et en vidant des chopes, excèdent parfois la durée de la présence sous les drapeaux. L'ami, depuis longtemps, s'en est retourné dans son village, s'y est marié, il cultive sa terre natale, loin de cette bonne garnison de Berlin, lorsqu'un beau jour l'uranien reçoit une surprise, en manière de souvenir amical, venant du pays de l'autre sous forme d'appétissante charcuterie. Il arrive même que ces relations s'éternisent, « ou se reportent sur les autres frères qui ont pris du service à leur tour ; je connais un cas de ce genre où un homosexuel persévéra dans ce genre d'affection avec trois frères, l'un après l'autre, tous les trois faisant partie d'un régiment de cuirassiers.

D'ordinaire, une fois le service terminé, la soldate se rend au domicile de son ami, qui lui a préparé de ses propres mains sou plat préféré ; il en avale gloutonnement des quantités énormes. Le jeune guerrier va se prélasser ensuite, avec le sans-gêne d'une jeunesse épanouie, sur le sopha, tandis que l'uranien assis discrètement sur une chaise, répare le linge déchiré que l'autre lui a apporté ou bien s'occupe à broder les pantoufles qu'il lui destine comme cadeau de Noël. Cela devait être une surprise, mais l'heureux amant n'a pas eu assez de force pour garder son secret.

Pendant ce temps on parle de tous les détails du service royal ; ce qu'a dit le « vieux » (capitaine) à l'appel, quel service a lieu demain, quand on prendra la garde. Demain pourrait-on voir passer le sigisbée et à quel endroit. Ensuite on l'accompagne jusqu'à la porte de la caserne, non sans avoir préalablement rempli sa gourde de vin rouge et lui avoir préparé quelques tartines au beurre.

Le jour de parade, l'uranien se rend sur un endroit convenu dons l'avenue Belle Alliance ; il s'était levé de bonne heure pour prendre sa place au premier rang. Pourvu que son ami soit chef de file, il pourra ainsi mieux le voir I La parade finie, il attend avec impatience son retour, il aura alors congé ce soir, on ira au cirque ; mais avant cela, le soldat dépose sa pièce de 50 pfennigs, — qu'il a reçue comme extra-solde ce jour-là, — dans la tirelire qui se trouve chez son ami.

Un jour encore plus important, c'est la réception à la compagnie pour l'anniversaire de l'empereur : « Kaisersgeburtstagskompagnievergnûgen » L'homosexuel s'y rend en qualité de « cousin » avec son ami. Son cœur est rempli d'une félicité touchante quand il fait danser la jeune fille préférée par le soldat, il ne sait même pas comment elle est, car il n'a regardé que lui et en tenant la jeune fille dans ses bras, il ne pensait qu'à l'autre. Parfois le capitaine lui adresse la parole en sa qualité de cousin de son soldat ou du sous-officier. Mais il arrive que l'homosexuel ne puisse pas, à sa grande douleur, participer à cette fête ; c'est que quelques jours avant, il était à table, dans une société, avec un des officiers présents.

Les raisons qui incitent le soldat aux relations homosexuelles, sont faciles à démêler : d'abord c'est le désir de rendre son existence dans la capitale un peu plus confortable : meilleure table, bons vins, cigares, endroits de plaisir. Ensuite il arrive que lui — un cultivateur peu instruit, un artisan, un ouvrier — espère profiter au point de vue intellectuel de son commerce avec l'homosexuel. Ce dernier lui fournit de bons livres, lui parle des faits du jour, le conduit dans les musées, lui apprend à surveiller sa tenue. A part cela, le personnage comique de l'uranien, le fait souvent rire ; quand son ami le soir lui roucoule des couplets ou se couvrant le chef d'un abat-jour danse devant lui en se ceignant les reins d'un tablier, le soldat, grand enfant, s'amuse beaucoup. Autres raisons encore, le manque d'argent et la privation de femmes — qu'il ne paie du reste pas — mais dont il se défie par crainte des maladies vénériennes, lui, qui là-bas, a juré fidélité à sa fiancée et qui le lui rappelle timidement dans ses lettres.

A proximité des cabarets que nous avons décrits, il y a des promenades où les soldats « font la retape » soit isolément, soit en groupes, cherchant ainsi à se rapprocher des homosexuels. Un uranien, homme de grande expérience à ce point de vue et qui a beaucoup voyagé, m'a fait part d'une observation très importante et que nous avons pu contrôler ensemble : la a prostitution soldatesque » est d'autant plus commune dans les pays où la législation la réprime plus sévèrement. Cela a sa raison d'être, car dans les pays où les lois relatives à l'uranisme sont sévères, on a moins à craindre les chantages et autres inconvénients de la part d'un soldat que d'un civil.

A Londres, dans les mes et les parcs les plus fréquentés, de nombreux soldats s'offrent depuis le soir jusqu'à minuit la personne citée plus haut, nous a affirmé qu'il n'y avait nulle autre capitale d'Europe où se trouvait un aussi grand nombre de soldats de toutes armes se livrant à ce métier spécial, que Londres. Il y a une douzaine de lieux de réunion qui leur sont destinés et où dès la nuit venue les soldats se tiennent.

De même que les endroits que nous avons signalés, « les lieux de racolage » changent assez souvent ; ainsi, dernièrement, une des voies les plus passagères, le *Planufer*, fut interdite aux soldats.

Dans les grandes villes Scandinaves la prostitution soldatesque est particulièrement florissante ; à Stockholm par exemple, on .fait circuler depuis quelques années des patrouilles, qui ont pour devoir d'épier les soldats, mais, comme nous le disait encore notre homme cela n'a servi à rien.

A Helsingsfors, capitale de la Finlande, ville de 80.000 habitants, la prostitution militaire a pris des proportions exorbitantes. Elle est moins répandue à Saint-Pétersbourg ou pourtant, sur une place éloignée de la ville, les matelots cherchent à entrer en relation avec des homosexuels.

Notre homme enfin comparait Paris avec ces différentes villes et il avouait que « pendant 18 mois d'observations il n'avait pu constater que des rudiments, les indices les plus fugaces d'une prostitution soldatesque ».Il en était de même à peu près pour Amsterdam, Bruxelles, Rome, Milan, Naples et Florence (villes privées de législation contre les uraniens). Conclusion : dans tous les pays européens qui possèdent une législation sévère contre les homosexuels, les soldats s'adonnent à l'uranisme d'une façon extraordinaire, tandis que dans les pays où ce paragraphe n'existe pas on ne remarque presque pas ce phénomène.

Du reste, le nom « prostitution militaire » ne correspond pas à l'idée de la prostitution, car chez les soldats il ne s'agit pas « d'abandon du corps pour en faire un métier, dans un but mercantile ». Je m'élève ici contre l'opinion généralement répandue que dans le commerce entre soldat et homosexuel il s'accomplit ordinairement un acte quelconque tombant sous le coup de la loi. Quand on arrive aux actes sexuels, ce qui n'est pas toujours le cas, ils ne consistent alors que dans la surexcitation par les baisers et l'attouchement de certaines parties du corps, comme c'est généralement la règle dans les actions homosexuelles.

L'opinion que l'homosexuel, même femme, doit être pédéraste dans la pleine acception du mot, est fortement erronée. J'ai vu, dans ma pratique, un épisode qui prouve à quel point cette opinion est répandue encore à Berlin. Quand J'ai ouvert dans les journaux la question concernant la statistique des uraniens, vint chez moi quelque temps après un brave boucher de l'Est, un père de famille normal qui me demanda très sérieusement s'il n'était pas homosexuel, « car depuis quelques semaines je ressens — dit-il — un chatouillement dans le fondement ».

Les homosexuels de Berlin

Une autre corporation qui entretient depuis longtemps à Berlin des relations étroites avec les uranistes, c'est celle des athlètes. Les nombreuses unions athlétiques de la capitale se composent en général de travailleurs célibataires âgés de dix-huit à vingt-cinq ans ; la plupart sont serruriers, forgerons ou ex-travailleurs du fer. Ces gens ne prisent que la force, le danger et l'audace. A leurs yeux « la lutte entre la Russie et le Japon n'est pas une vraie lutte parce qu'on a beaucoup tiré, on n'a guère lutté, mais piqué et boxé ».

Pénétrons dans un club athlétique en relations avec des homosexuels. C'est dans l'arrière-salle d'une auberge que se fait le « travail ». L'étroit espace est rempli d'émanations d'huile, de métal et de sueur, bref de ce parfum spécial qui émane des corps des travailleurs du fer. Des barres de fer, des haltères, des poids de 100 kilogrammes et au-dessus gisent sur le sol ; à côté le matelas sur lequel les luttes ont lieu. Huit ou dix puissants athlètes sont là, les uns en tricot noir, les autres le torse nu, la poitrine et les bras tatoués.

Le long de la cloison vitrée se trouve une table longue et étroite, entourée de bancs, sur lesquels sont assis un certain nombre de messieurs, dont les traits et les vêtements distingués forment un singulier contraste avec ceux des hommes forts. Au bout de la table se tient la Présidente ou Protectrice du dub athlétique, un tailleur pour dames, en qui se vérifie le mot de Martial « qu'à une petite exception près il tient en tout de sa mère ». Aucun non initié ne soupçonnerait en lui un membre du club athlétique, — à plus forte raison sa Présidente.

Sur la table se trouve une tirelire dans laquelle les habitués déposent leur obole pour couvrir les frais, l'acquisition de poids et de matelas. En outre ils paient l'écot pour leurs athlètes : eau de seltz, limonade et cigarettes avant et pendant le travail, bière et souper après le travail des poids et la lutte.

Les amis uraniens sont soin que le travail soit soigné ; la beauté plastique des mouvements, le jeu des muscles est consciencieusement examiné par les bienfaiteurs expérimentés ; chaque pause donne à ce point de vue lieu à d'ardentes discussions.

Si tant d'homosexuels se lient avec les athlètes, c'est surtout pour avoir à leur disposition — s'ils sont molestés on s'ils ont des désagréments à cause du fameux article 175 — des hommes de poigne et de courage, sur l'appui et l'amitié « effective » desquels ils peuvent compter en toute sûreté.

C'est par certains propriétaires de locaux fréquentés par les uraniens, mais pas exclusivement par eux, que sont organisés, surtout durant le semestre d'hiver ces grands bals d'uraniens qui tant par leur cachet spécial que par leur extension, constituent une spécialité de Berlin. Aux voyageurs d'importance, principalement étrangers, qui désirent voir quelque chose de tout à fait particulier dans la plus jeune des capitales européennes, ils sont signalés par les hauts fonctionnaires comme une des choses à voir les plus intéressantes. Ils ont déjà été décrits bien des fois, en dernier lieu par Oscar Méténier dans Vertus et vices allemands. *Les*

Berlinois chez eux[3] . Dans la grande saison, d'octobre à Pâques, ces bals ont lieu plusieurs fois par semaine : souvent même, Il y en a plusieurs le même soir. Quoique l'entrée soit rarement inférieure À 1 mk 50, ces exhibitions sont des plus fréquentées. Presque toujours, les agents de la police secrète y abondent : ils veillent à ce qu'il ne se passe rien d'inconvenant. Autant que je sache, ils n'ont jamais eu jusqu'ici l'occasion d'inter- venir. Les organisateurs ont l'ordre de ne laisser entrer autant que possible que les personnes qui leur sont notoirement connues comme homosexuelles.

Quelques-uns de ces bais jouissent d'une renommée particulière, surtout celui qui se tient peu après le premier de l'an, dans lequel sont exhibées les nouvelles toilettes, qui, souvent, sont l'œuvre de ceux mêmes qui les portent. Quand, l'année dernière, j'allai voir ce bal avec quelques autres docteurs, il y avait là environ 800 personnes. Sur les dix heures les vastes

---

[3] Paris, 1904, chez Albin Michel.

salles sont encore presque vides. Ce n'est que vers onze heures qu'elles commencent à s'animer. Beaucoup de visiteurs sont en toilette de soirée ou en toilette de ville, beaucoup d'autres sont costumés. Quelques-uns se présentent avec des masques épais, en dominos impénétrables : ils vont et viennent sans que personne se demande qui ils sont ; d'autres soulèvent le masque vers minuit ; certains viennent en vêtements de fantaisie ; une grande partie de l'assistance est en habits de femme, souvent en toilette simple, parfois en toilette très riche. J'y vis un Américain du Sud, avec une robe de Paris, dont le prix devait dépasser 2.000 francs.

Beaucoup dans leur aspect et leurs mouvements paraissent si féminins, que les connaisseurs eux-mêmes ont peine à reconnaître un homme. Je me souviens avoir examiné, à un de ces bals, une domestique, avec un officier de police fort expérimenté en la matière : le fonctionnaire était parfaitement convaincu que c'était une femme authentique ; je n'avais moi-même qu'un faible doute. Nous apprîmes au cours de la conversation qu'elle était « un homme ». Les femmes véritables sont fort clairsemées dans ces bals ; çà et là seulement un uranien a amené son hôtesse, une amie ou... sa femme. On en use en général chez les uraniens avec moins de sévérité que dans les bals d'uraniennes du même genre» dont rentrée est soigneusement interdite à tout « homme authentique». Une impression désagréable et même dégoûtante produisent dans ces bals les messieurs, qui également ne viennent pas tous seuls — mais qui malgré leur moustache souvent très forte ou leur barbe viennent « eu femme ». Les plus beaux costumes sur un signe de l'organisateur, sont salués par le tonnerre d'une fanfare, et conduits par lui autour de la salle. C'est entre minuit et une heure que la fête atteint ordinairement son paroxysme. Vers deux heures a lieu une pause pour le café, c'est le principal bénéfice de l'organisateur. En quelques minutes, de longues tables sont dressées et servies, et plusieurs centaines de personnes y prennent place ; des chants et des danses humoristiques par les « imitateurs de dames » présents, assaisonnent les entretiens puis le joyeux tumulte se continue jusqu'au malin.

Dans une des grandes salles, dans lesquelles les uraniens donnent leurs bals, a lien aussi, près- que chaque semaine, un bal analogue pour uraniennes : beaucoup viennent en costume d'homme. Une fois par an on peut voir réunies, en costume approprié, chez une dame de Berlin, la plupart des femmes homosexuelles. La fête n'est pas publique; l'accès n'en est généralement ouvert qu'aux personnes qui sont connues du comité de dames. Une assistante m'en communique une description typique : « Un beau soir d'été, à partir de 8 heures, voitures sur voitures s'arrêtent devant un des premiers hôtels de Berlin ; des dames et des messieurs eu costume de tous les pays et de tous les temps en descendent. Ici on voit un étudiant en costume de sa corporation, cinglé d'une énorme écharpe, là un monsieur en costume rococo aide galamment sa dame à descendre d'équipage. Les vastes emplacements, brillamment illuminés, se remplissent rapidement ; maintenant entre un gros capucin et il est salué respectueusement par tous ces tziganes, pierrots, matelots, clowns, boulangers, valets, beaux officiers, Boers, Japonais et par les charmantes geishas. Une Carmen aux yeux pleins de feu, mais on en extase; un Italien se lie d'amitié avec un bonhomme de neige. Toute cette assemblée bigarrée, joyeuse et pleine d'entrain offre un spectacle vraiment curieux. D'abord les convives se réconfortent devant les tables bien servies et ornées de fleurs. La maitresse de maison en robe de velours flottante, salue ses hôtes en un speech court et énergique. On enlève les tables. Les sons du « Danube bleu » retentissent et la danse commence. On entend, des salles voisines, les rires, les cliquetis de verres et les chants entraînants, mais nulle part on ne verra franchir les bornes de convenances. Aucune dissonance ne trouble cette joie générale, jusqu'au moment où toutes les convives quittent ces lieux, dans lesquels elles ont pu, au milieu de leurs semblables, rêver pendant quelques heures. S'il vous arrive une seule fois de participer à une fête pareille, — conclut Mᵐᵉ R,.., vous en sortirez persuadé, pour le reste de votre vie, que les uraniennes sont injustement calomniées, que, là comme partout, il y a de braves gens et de mauvaises gens, bref que la disposition homosexuelle ne peut pas être une marque décisive de malhonnêteté. Exactement comme chez les hétérosexuels il y a là du bon comme mauvais,

Il y a aussi à Berlin des hôtels, des restaurants, des maisons de famille et des établissements de bains qui sont exclusivement fréquentés par les homosexuels ; toutefois je n'ai jamais pu mettre la main sur la maison de la communauté homosexuelle signalée dernièrement par le pasteur Phillips.

L'homosexualité dans les établissements de bains n'est pas aussi répandue à Berlin que dans d'autres capitales, surtout à Saint-Pétersbourg et à Vienne. Dans la métropole autrichienne il existe un établissement de ce genre qui est particulière- ment connu, comme fréquenté par les uraniens à de certaines heures. D'après mes renseignements, à Berlin, quatre de ces établissements ne vivent que de la clientèle uranienne.

Très souvent leurs propriétaires ont un employé homosexuel, quand ils ne le sont pas eux-mêmes. Ordinairement ils n'ont pas ouvert leur maison dans le but exprès d'en faire un lieu de réunion pour homosexuels, un centre de débauche (§ 180, d. p.), mais peu à peu le bruit se répand que le patron, on le gérant, ou le masseur est t tel » et les uraniens y affluait pour ne pas y être gênés, comme ailleurs.

Les propriétaires ne se rendent pas compte qu'ils courent risque par-là de se mettre on conflit avec le paragraphe qui condamne ceux qui vivent de la prostitution ou qui la favorisent. Dernièrement nous avons assisté à un procès intenté à un vieil uranien pour avoir fondé avec un de ses amis, dans l'Ouest de la ville, un hôtel-pension fréquenté surtout par les dames et les hommes uraniens. Bien que les accusés — non sans raison, à mon avis — déclarassent ne pas avoir exigé des prix plus élevés qu'ailleurs, et allégué enfin qu'ils n'étaient pas à même de pouvoir contrôler, ce que les clients — et parmi eux un député bien connu — faisaient dans les chambres avec leurs invités, ils furent néanmoins tous deux condamnés à un mois de prison.

Les hôteliers qui donnent l'hospitalité pour quelques heures, aux hommes prostitués avec leurs compagnons, s'exposent à des responsabilités encore plus grandes. Les maisons de passe, si nombreuses à Berlin, encourent les mêmes pénalités. Ces maisons sont la conséquence directe du paragraphe 175. Elles sont visitées surtout par les uraniens appartenant aux classes sociales élevées, par beaucoup d'officiers uraniens des garnisons environnantes, qui par crainte bien compréhensible des maitres-chanteurs, des filous, des dénonciateurs s'adressent à ces personnes de confiance pour leur procurer des « sujets sûrs ».

Cet été on a arrêté à Bruxelles un cordonnier et sa femme qui offraient aux clients des photographies obscènes dont ils possédaient un grand choix. Le même trafic se fait à Berlin. On me signale — sous le sceau du secret — des intermédiaires résidant ici, auxquels certains messieurs s'adressaient personnellement, par écrit et même par dépêche, en leur donnant des détails sur leur genre de prédilection : les uns demandaient un cuirassier, de préférence en culotte blanche et en grandes bottes, ou bien des hommes habillés en femmes, des livreurs de bière ou des porteurs de pierres en costume professionnel et — même — des ramoneurs. Presque tous trouvent pour l'heure indiquée l'objet de leur désir. Pour les dames des maisons du même genre existent également.

La presse quotidienne berlinoise rend inconsciemment de grands services aux uraniens. On peut lire dans certaines feuilles « jeune femme cherche une amie » ou « jeune homme cherche un ami ». Voici quelques annonces de ce genre prises dans des journaux de nuances politiques fort diverses :

Monsieur Agé, ennemi des femmes, cherche relations avec un homme de mêmes opinions. S'adresser S, D, 2072, à l'Expédition.
Vieux garçon désire homme sympathisant, « Union » Morgenpost, rue Bulow.
Monsieur, 28 ans, cherche ami. Lettres à « Socrate ». Expédition principale, rue Vivet.
Vieux garçon, b. comp. cherche amitié avec v. garçon. Off. A. B. 11. Postamt, 76.

> *J. homme de FAM. 27 ANS, cherche amitiés amicales à un monsieur énergétique A. B. Situation lettres T. L. V. à l'Expédition ou Journal.*
>
> *Demoiselle bien, 24 ans, cherche une belle amie. Offres, n] 3654. Expédition.*

> *Dame, 36, cherche relations amicales. Postamt, 16, « Platon ».*

> *Amie du cœur, mignonne, cherche une dame spirituelle, aimant les distractions, 23, Psyché, Postamt, 69.*

> *Cherche amie instruite. 30 ans, blonde Dk préférence. Offre H. R. 1622. Exped. Journal.*

> *Couturière 22, cherche amie. Postamt, 23.*

Ces insertions sont bien comprises par ceux auxquels elles sont destinées.

Comme toutes les capitales, Berlin a, à côté de la prostitution féminine, la prostitution masculine.

Toutes les deux se touchent de très près par leur genèse, leurs façons, leurs causes et leurs effets. Ici comme là, il faut chercher deux raisons dont tantôt l'une, tantôt l'autre est prépondérante : les prédispositions intimes ou motifs d'ordre extérieur. Parmi ceux qui tombent dans la prostitution, il en est chez qui on peut reconnaître, depuis leur jeunesse, certaines particularités et en premier lieu un certain désir de bien-être et de confortable. Quand, étant données ces dispositions, les conditions extérieures sont peureux favorables, si les parents sont riches, par exemple, alors ces jeunes gens ne tombent pas dans la prostitution; mais il suffit que la misère paraisse, et avec elle les soucis de la vie, le manque de travail, et le plus grand de tous les soucis, la faim, alors, si les caractères forts et rassis résistent, les caractères débiles iront au-devant des tentations, qui ne manquent pas ; ainsi bien des jeunes gens succombent, et se vendent, malgré les larmes de leur mère.

Il y a des humanitaires qui attendent l'amélioration de l'homme de Faction de sa libre volonté ; d'autres l'attendent de la force des circonstances. Les uns la demandent à l'éducation et à la religion» les autres au « régime social futur ». Les uns et les autres sont des optimistes. Celui qui veut réellement porter remède à ces maux, doit considérer les conditions au point de vue extérieur, comme au point de vue intime, car il n'y a pas de fille ou d'adolescent qui voudrait se vendre de propos délibéré, et les individus s'améliorent suivant les conditions où ils se trouvent placés.

L'usine de la prostitution, c'est la rue, ce sont certains quartiers, certaines places qu'on appelle les « lieux de racolage ». Un homosexuel m'a montré, un jour, un plan de Berlin sur lequel tous ces endroits étaient marqués au crayon bleu : ils sont vraiment nombreux.

Depuis des années, une partie du Tiergarten joue à ce point de vue un rôle prépondérant. Ce n'est pas sa beauté, sou cachet artistique, la vie, l'amour et la souffrance des hommes qui lui donnent son importance. Depuis le matin où les riches font leur promenade à cheval pour faire fondre la graisse de leur cœur trop gras, jusqu'à midi, l'heure de la promenade de l'empereur, depuis l'après-midi où un essaim d'enfants joue sur ses pelouses, jusqu'au soir où les bourgeois tranquilles rentrent chez eux, — chaque chemin, en toute saison et à toute heure a son contact spécial. Si Emile Zola avait vécu à Berlin, je ne doute pas, qu'il ne nous eût laissé là-dessus un ouvrage de l'envergure de *Germinal*.

Mais, quand le soir arrive, quand le soleil disparait pour éclairer d'autres mondes, alors au souffle du crépuscule se mêle un autre souffle qui monte languissant des millions de poitrines ; — c'est cette partie de l'âme universelle que quelques-uns appellent l'immoralité et qui, en réalité, n'est qu'une parodie de cette puissante force motrice qui, sans relâche, transforme, gouverne, crée et forme tout ici-bas.

Partout, aux carrefours, vous rencontrez des couples d'amants ; on les voit se communiquer leurs joies et leurs tristesses ; ils se saluent avec amitié et entrelacés poursuivent leur chemin en cousant de l'avenir; on les voit s'asseoir sur les bancs libres, se serrer en silence dans les bras l'un de l'autre; et à côté de cet amour discret et supérieur passe l'amour bas, vénal.

Il y a deux allées assez éloignées l'une de l'autre, deux pour hommes et une pour femmes. Pendant que dans la ville les deux prostitutions sont mélangées, ici chacune a son « district ». Une des allées réservées aux mâles est fréquentée, le soir surtout, par des cavaliers dont le sabre brille dans l'obscurité, l'autre par de mauvais garnements qui s'appellent eux-mêmes dans le jargon berlinois « *Kess und jemeene* ». Ici se trouve un de ces vieux bancs en pierre, demi-circulaire, sur lequel s'entassent à partir de minuit, une trentaine de femmes, qui y passent la nuit, criaillent et bavardent. Elles appellent ce banc « l'Exposition des Beaux-Arts ». De temps en temps passe un homme qui allume une allumette en cire et éclaire ce tableau.

Parfois un cri rauque s'élève au milieu de ce brouhaha : c'est un homme attaqué ou dévalisé qui crie au secours; parfois un bruit sec fend l'air et se mêle aux sons de la musique lointaine. — c'est l'annonce que quelqu'un là-bas a dit adieu à la vie.

Celui qui cherche les traces des disparus, dont on dit qu'ils sont morts dans la capitale, celui-ci pourra en retrouver pas mal dans le Tiergarten. Voyez- vous cette vieille femme, avec ses quatre chiens, se promenant sur les bords du vieux lac ? Depuis quarante ans, — à part une courte villégiature — elle fait cette même promenade aux mêmes heures, depuis que son mari le jour de leur mariage, juste dans l'intervalle entre la cérémonie civile et la cérémonie religieuse, est mort subitement d'une congestion. Regardez cette figure vieille et ratatinée qu'encadre une barbe grise en broussailles. C'est un baron russe, il choisit le soir un banc isolé, s'assied dessus et crie : « rab, rab, rab » comme un corbeau ; ce cri d'appel fait immédiatement surgir par des chemins invisibles quelques-uns de ses amis, auxquels il distribue des « pièces rondes » de 3 et 5 mark, reliefs de la rente qu'il touche chaque jour.

Les prostitués masculins se divisent en deux groupes : en normaux et en « authentiques » ou vrais homosexuels. Ces derniers sont en grande partie très efféminés et portent même parfois des robes de femmes, particularité très mal vue par les femmes prostituées. Cela constitue presque l'unique *casus belli* entre les deux camps, car l'expérience enseigne que sans cette fraude sur la qualité de la marchandise, les deux prostitutions ne peuvent pas se voler leurs clients. Une prostituée assez instruite, à laquelle j'ai demandé les raisons de celte bonne entente entre les prostitués hommes et femmes, m'a répondu : « Nous savons bien que chaque « michet », veut être contenté à sa façon. »

Nous trouvons parmi les prostitués berlinois des accouplements bien drôles. Ainsi un prostitué normal, homme, qu'on appelle « Papenluden » s'associe souvent avec une prostituée normale, femme, en vue du « travail » en commun ; on m'a parlé d'un couple composé du frère et de la sœur, qui tous les deux s'adonnaient à ce métier humiliant ; souvent aussi deux femmes prostituées et deux prostitués hommes vivent ensemble et il arrive enfin, que les prostituées femmes prennent pour souteneurs des hommes prostitués homo- sexuels qu'elles considèrent comme moins brutaux que leurs collègues hétérosexuels.

C'est un fait connu que parmi les femmes prostituées, il y a un grand nombre d'homosexuelles, environ 20 0/0. On peut s'étonner de cette contradiction apparente, car cette marchandise sert avant tout à la satisfaction sexuelle de l'homme.

On croit souvent que c'est à cause de leurs sentiments émoussés, mais ce n'est point le cas, car il est prouvé, qu'elles avaient des sentiments homosexuels avant de se livrer à la prostitution et elles considèrent la vente de leurs corps, comme une simple affaire d'argent qu'elles font par pur et froid calcul. Egalement originales sont les relations amoureuses entre les deux prostitués. Le système des f deux morales » a pénétré jusque dans ces classes, car tandis que l'associé mâle active, « le père » se sent indépendant et se permet d'autres fréquentations intimes en dehors de sa chambre à coucher, ii exige de sa moitié féminine, passive, la plus grande fidélité quant aux rapports avec d'autres homosexuels. La découverte d'infidélité expose la femme aux sévices ; il arrive même que la partie mâle défend à la partie femelle de s'adonner à ce métier pendant que dure cette union amoureuse.

La prostitution féminine des rues de Berlin entretient aussi des relations multiples avec les femmes uraniennes des classes appartenant au meilleur monde ; elle ne se gêne point de faire, aux femmes qui lui paraissent être uraniennes, des propositions dons la rue. Il faut faire remarquer que les prix pour femmes sont en moyenne moins élevés et que parfois on se refuse même tout honoraire. Une jeune dame, qui, du reste avait bien un aspect homosexuel, m'avoua que des prostituées lui toisaient dans la rue des offres de 20 marks et même plus.

La prostitution des hommes comme celle des femmes, menace par son mauvais exemple non seulement la moralité publique, non seulement la santé de chacun — car il n'est pas rare que les prostitués hommes propagent les maladies contagieux ses depuis la gale jusqu'à la syphilis — mais elle menace encore à un haut degré la sécurité publique.

La prostitution et la criminalité se donnent la main : cambriolages, vols, chantages et coups de force de toutes sortes contre les personnes et la propriété, sont à Tordre du jour parmi la plus grande partie des prostitués hommes, et le plus dangereux, c'est que ces délits *ne sont pas dénoncés* souvent par les homosexuels de crainte de scandale.

Les homosexuels de Berlin

A Berlin parmi les 50.000 homosexuels, — et le chiffre n'est pas exagéré — il n'y a pas plus de 20 uraniens, en moyenne, tombant chaque année aux mains de la justice, c il faut compter cependant qu'il y en a cent fois plus, donc 2.000 par an qui se laissent prendre autrement et tombent dans les filets des maitres-chanteurs. Ces derniers — la police ne l'ignore pas — se sont fait une spécialité d'exploiter les vices des homosexuels et de s'en faire de bons revenus.

Ces gens-là ont d'habitude un coup d'œil excellent pour choisir leur victime, mais il arrive souvent qu'ils menacent et accusent des personnes normo-sexuelles. Comme exemple je cite un cas qui m'a été communiqué, voici :

Pendant mon dernier voyage dans le Midi, j'arrive à Berlin par le train du soir et je descends dans un hôtel, à proximité de la Gare Centrale, pour continuer le lendemain mon voyage. Je veux profiter d'une belle soirée d'automne et je sors pour faire un tour.

Je rencontre plusieurs jeunes gens et parmi eux un jeune homme d'une vingtaine d'années qui gémissant pressait un mouchoir à sa joue. Sans intention, je le dévisage, plus fortement peut-être que l'habitude, je retourne même la tête vers lui, pris de pitié. Je continue toujours mon chemin pour jeter un coup d'œil sur la statue de Bismarck, que je ne connaissais pas. Mais voici que je rencontre de nouveau mon jeune homme, tenant toujours son mouchoir à la joue. Il me dépasse et s'arrête devant une porte. Je n'y fais pas attention et continue mon chemin. Mais celui-ci va vers moi et me demande l'aumône, et là-dessus il me sert une histoire de brigands en me priant de ne pas le dénoncer à la police : il arrivait des environs de Bromberg, n'avait pas un sou vaillant, a engagé ses effets pour 16 mark. Ainsi, en parlant, nous arrivons vers une vespasienne tout près d'une porte. Je lui donne 50 pfennig et lui fais remarquer qu'il devait gagner par son travail assez d'argent pour dégager ses effets, et que moi-même je n'étais ici que de passage. Je rentre ensuite dans la vespasienne et j'entends que quelqu'un se trouve derrière moi ; mais je n'y prête pas attention. En sortant de là je vois mon homme devant moi, menaçant et cette fois-ci sans son mouchoir. Il m'interpelle : « Si vous ne me donnez pas les 16 mark, je vous dénonce et vous irez en prison, donnez les 16 mark ou je crie, à faire accourir tout Berlin ». Ici, je ferai remarquer que j'ai cinquante-huit ans, suis plusieurs fois grand-père et j'occupe une situation élevée comme fonctionnaire. Si ce n'est donc pas ma re- nommée, ce fut toujours la continuation de mon voyage qui était en jeu, si je m'étais exposé à une enquête — entre parenthèse, aussi dégoûtante. Je passe donc rapidement au bord delà chaussée de Charlottenbourg et fait signe à un cocher, toujours poursuivi par les vociférations de cette canaille : « Attends, vieux chien, je t'apprendrai à grogner. » En même temps il veut monter avec moi dans la voiture. Quelques curieux commencent déjà à se réunir autour de nous et toujours pas d'agent. Je prends alors une pièce de 10 mark, la lui jette assez loin pour qu'il ait à courir après et grâce à ce geste, je puis monter en voiture. Et le brave cocher me dit : « Oui, oui, c'est un de la bande à Jalge, il ne fallait pas lui jeter la pièce. » Quant à moi j'avais renoncé à voir le monument de Bismarck et les curiosités de Berlin, je suis rentré chez moi, me suis mis au lit pour repartir le lendemain de bonne heure. Depuis, je suis souvent revenu à Berlin, mais je m'étais bien gardé de prendre en pitié les jeunes gens avec un mouchoir à la figure, le truc de ces maitres-chanteurs.

Il est grand temps, dit le rapporteur, de mettre fin à ce genre de chantage par l'abolition du paragraphe 175.

Je prends encore on second cas typique raconté dans *Nordeutsche Allgemeine Zeitung* du 1 1 novembre 1904.

La 10e chambre criminelle a en à s'occuper hier d'une nouvelle affaire de chantage, paragraphe 175, d. cr. Karl. Un ouvrier mal avisé bombardait continuellement un monsieur avec ses lettres, dans lesquelles il lui parlait du paragraphe 175, et de choses qui n'étaient jamais arrivées.

Comme refrain : toujours demande d'argent. Le destinataire n'y fit d'abord pas attention et ne voulait pas non plus remuer ces ordures. Mais ces lettres commençaient à donner inquiétudes à sa famille ; il se décida donc à porter plainte. Coût : Trois ans de prison au maitre-chanteur.

Pour finir encore un exemple parmi tant d'autres. Un homosexuel a suivi un prostitué à son domicile. Une fois arrivés, le dernier dit: « C'est moi Emile dit la Chemise, le maitre-chanteur connu, donne ton porte-monnaie. » Ceci fait, il retire son veston, rebrousse les manches de sa chemise, montre ses bras couverts de tatouages obscènes ; il prend ensuite au collet le pauvre uranien, le traîne vers la fenêtre et là, il lui ordonne de lui remettre tous les objets de valeur qu'il peut avoir, si non, il le fera passer par la fenêtre du quatrième étage. Après avoir examiné si l'autre lui avait tout remis, il lui demanda le prix de son billet de retour et lui fit cadeau de 50 pfennig. Et maintenant viens, nous allons faire sauter une bouteille de Champagne, tu es mon invité. Et il ne le lâcha pas tant qu'on ait dépensé jusqu'au dernier sou pris à l'uranien.

D'où vient cela que ces mauvais sujets sont si rarement dénoncés ! C'est que les homosexuels et beaucoup de normo-sexuels aussi, craignent le scandale. Ils savent que leur plainte sera suivie, en raison du paragraphe 175, par une plainte reconventionnelle de la part de l'accusé ; et bien que la police n'attribue pas une grande importance aux dépositions des maîtres-chanteurs et voleurs, il n'en est pas de même quant aux juges et les procureurs généraux. Je me rappelle de la célèbre affaire de chantage Assmann et Cie dont fut victime le malheureux comte H..., parent de notre empereur. Voici encore un exemple de ce genre :

Un vieil uranien porta plainte pour vol contre un homme, connu par le service anthropométrique. Ce voleur récidiviste porta plainte, ù son tour, accusant l'autre de l'avoir violé pendant qu'il dormait. Chose incroyable, le tribunal fait prêter serment à ce témoin et condamne l'homosexuel — qui lut déjà précédemment puni pour le paragraphe 175 — à un an de prison. J'étais expert dans cette affaire et n'oublierai jamais, comme le vieil homme, d'une taille géante, à la lecture de ce jugement inattendu — s'affaissa sur son banc, se redressa ensuite pour crier aux juges « meurtriers »,

Ce sont certainement des cas exceptionnels et il est clair — Comme me l'a déclaré un jour un haut fonctionnaire — - et comme ceci ressort de mes descriptions, que les homosexuels à Berlin a ont leurs coudées franches ». Mais, c'est une preuve en plus de l'instabilité d'une loi, laquelle comme me le disait dernièrement un uranien, punit « non pas la chose en soi, mais les maladroits qui se laissent prendre ». J'ai fait justement remarquer ceci, que si l'on prend en considération le caractère essentiellement discret de l'acte en question, et si l'on considère que les deux acteurs n'empiètent pas sur les droits d'autrui, accomplissent l'acte entre eux seuls et sur eux seuls, il ne peut y avoir que des circonstances fortuites et tout à fait exceptionnelles pour permettre à la chose de s'ébruiter.

Et malgré cela, si la police — vu que la liste des pédérastes établie par Meerscheidt-Hulle, comprend des milliers de noms — voulait procéder envers les homosexuels, comme envers les vulgaires criminels, il en résulterait en peu de temps la non-exécutabilité de la loi pénale existante. Elle deviendrait superflue, du reste, si l'on mettait à l'exécution le vœu que formulait la Société évangélique de moralité de Cologne, de voir placer ces « dégénérés » dans les maisons de Bonté. Afin d'éviter toute espèce de malentendu, j'appuie encore une fois sur ce point ; il est possible d'invoquer en faveur des homosexuels uniquement cette excuse : **que les personnes adultes se livrent à l'uranisme, le font de consentement délibère.** Il est naturellement bien entendu que la société doit se défendre contre ceux qui lèsent les intérêts d'autrui, qui abusent de mineurs, ou emploient la violence, contre les coureurs de grands chemins et les chevaliers d'industrie.

Il y a quelque temps, un professeur aborda cette question dans un journal pédagogique. Il lui semblait, en considération des résultats donnés par les recherches scientifiques, qu'on avait à s'intéresser à ce sujet et à étudier les moyens d'utiliser les homosexuels « d'une façon profitable à la société.

Cette question n'est-elle pas résolue depuis longtemps ?

Y a-t-il à Berlin un ami des arts qui n'aurait pas été transporté d'enthousiasme par le jeu de certaine tragédienne uranienne et que la voix d'un tel chansonnier uranien n'aurait pas charmé ?

Es-tu certain que le cuisinier qui prépare ta nourriture, que le coiffeur qui te sert, que le couturier qui habille ta femme ou le marchand de fleurs qui orne ton appartement, n'ont pas des sentiments uraniens ?

Approfondis les chefs-d 'œuvres de la littérature mondiale, passe en revue les héros de l'histoire, suit les traces de grands penseurs solitaires, toujours tu te heurteras de temps à autre aux homosexuels qui te sont chers et qui furent grands malgré, ou — comme tant d'autres l'ont prétendu à cause de leur singularité.

Peux-tu être certain que parmi ceux qui te sont les plus proches, que tu aimes le plus affectueusement, si parmi tes meilleurs amis, voire même tes sœurs ou frères, il ne se trouve pas un uranien?

Aucun père, aucune mère ne peut dire d'avance que parmi leurs enfants il ne se trouvera pas un du sexe uranien.

Parmi les 750 directeurs et professeurs des lycées et 2.800 médecins qui ont adressé en 1904 une pétition au Parlement pour l'abolition des paragraphes uraniens un pédagogue berlinois a écrit : « que dernièrement encore il ignorait cette question et était partisan du maintien du paragraphe 175 ; ce n'est qu'après la mort d'un jeune homme noble, enthousiasmé pour tout ce qui était beau, vrai et bon, qui s'est suicidé après la découverte de ses penchants homosexuels — et c'était son fils — qu'il a vu clair dans cette question. « Un père brisé par la douleur remercie, dit-il, le comité scientifiquement humanitaire de son activité féconde en Lien. ». [4]

Nous arrivons à la fin et je remercie le lecteur qui m'a suivi le long de cette pérégrination où nous avons rencontré des sombres précipices, mais aussi des élévations. Avant de finir qu'il me soit permis de citer deux événements du temps passé et du présent et formuler une question.

Il y avait jadis un prince évêque Philipp qui résidait dans la vieille ville de Wurzbourg-sur-Main. C'était à l'époque de 1623-1631. Dans ces huit années — comme la chronique le relate glorieusement — il avait fait brûler

[4] Ce Comité formé en 1897, siège à Charlotte u bourg, Berlinestrasse 104, s'est donné pour but l'émancipation des homosexuels

Les homosexuels de Berlin

900 sorcières, il avait fait cela au nom de la chrétienté, au nom de la moralité, au nom de la loi, et il mourut ensuite dans l'extase d'avoir accompli une aussi bonne œuvre.

Mais nous autres qui savons qu'il n'y a jamais eu des sorcières nous sommes saisi aujourd'hui encore par un sentiment de profond effroi à la pensée de tant de femmes et mères brûlées injustement.

Dans notre bonne ville de Berlin vivent doux ecclésiastiques, dont l'un se nomme Phiiipps et l'autre Bunze. Ils prétendent annoncer ici-bas les paroles du vénérable Maître qui a dit au peuple ces paroles : « Que celui qui se sent innocent lui jette la pierre le premier, »

Comme leurs prédécesseurs voyaient dans les paralysés les hommes marqués par Dieu, dans les fous les obsédés, dans les épidémies le châtiment du ciel, ainsi, ils voient actuellement dans les homosexuels les malfaiteurs et ils appellent notre lutte en faveur des homosexuelles « impudences innommables » [Kreissynode II, Berlin, 17mai 1904].

Ils pensent accomplir par là une œuvre aussi bonne que celle du feu prince évêque Philipp et demandent les travaux forcés pour les homosexuels.

Maintenant examine tout ce que j'avais raconté sur les uraniens berlinois — et je me porte garant de la vérité des faits — réfléchis dans ton cerveau et dans ton cœur et décide de quel côté il y a plus de vérité, de l'amour et de justice, chez ces hommes de l'Eglise qui doivent se sentir tout à fait innocents pour jeter autant de pierres sur les homosexuels ou bien du c6té de ceux qui ne veulent pas que le nombre des victimes d'ignorance humaine augmente encore plus et qui, conformément aux résultats des recherches scientifiques aux expériences personnelles des milliers d'hommes, désirent voir cesser les persécutions, auxquelles un jour l'humanité pensera avec autant de honte profonde qu'elle le fait actuellement pour les victimes du Philipp, l'évêque combattif des Francs.

Fin du livre.